Andreas Winter

Heilen durch Erkenntnis

Das Unterbewusstsein entschlüsseln,
um Blockaden und Symptome aufzulösen

Haben Sie Fragen an Andreas Winter?
Anregungen zum Buch?
Erfahrungen, die Sie mit anderen teilen möchten?

Nutzen Sie unser Internetforum:
www.mankau-verlag.de

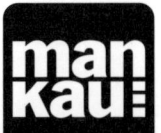

Bibliografische Information der Deutschen Nationalbibliothek
Die Deutsche Nationalbibliothek verzeichnet diese Publikation in der
Deutschen Nationalbibliografie; detaillierte bibliografische Daten sind im
Internet über http://dnb.d-nb.de abrufbar.

Andreas Winter
Heilen durch Erkenntnis
Das Unterbewusstsein entschlüsseln,
um Blockaden und Symptome aufzulösen
ISBN 978-3-86374-605-6
1. Auflage 2021

Mankau Verlag GmbH
D-82418 Murnau a. Staffelsee
Im Netz: www.mankau-verlag.de
Internetforum: www.mankau-verlag.de/forum

Lektorat: Dr. Thomas Wolf, MetaLexis
Endkorrektorat: Susanne Langer-Joffroy M. A., Germering
Umschlag: Andrea Barth, Guter Punkt GmbH & Co. KG, München
Gestaltung Innenteil: Mankau Verlag GmbH

Illustrationen: vectorfusionart – stock.adobe.com (14/15, 24/25,
128/129, 166/167); Prostock-studio – stock.adobe.com (74/75);
zinkevych – stock.adobe.com (108/109)

Energ. Beratung: Gerhard Albustin, Raum & Form, Winhöring

Druck: Druckerei C. H. Beck, Nördlingen

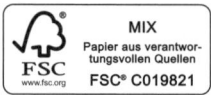

Inhalt

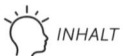

Vorwort zur Erstausgabe
von Jürgen Fliege

Der klassische Medizinbetrieb ist im Umbruch. Die wirtschaftlichen Aspekte und die Patienten zwingen ihn dazu. Die einen, weil er sich einfach fortschreibend nicht mehr finanzieren lässt, und die anderen, weil sie die sprachlose Schulmedizin nicht mehr ausschließlich als ihr Heil ansehen und nach anderen Wegen suchen wie angestautes Wasser.

Die Entdeckung der alle Krankheit begleitenden sozialen, psychischen und spirituellen Komponenten kommt dagegen schnell vorwärts. Der Mensch ist eben keine Maschine und auch kein ausschließlich chemisches Mixtum. Er ist auch ein soziales, seelisches und geistiges Wesen, das an diesen Stellen seiner Existenz erkranken, aber eben auch geheilt werden kann.

Wenn jetzt Andreas Winter einen Versuch unternimmt, in diesem Umbruch der Medizin seinen Beitrag einzubringen, nämlich einmal danach zu schauen, welche seelischen, oft chronischen Prägungen und Programme den Menschen erst einmal erkranken lassen und dann auch noch an die Krankheit fesseln, dann lässt das hoffen. Schließlich ist Winter dadurch bekannt geworden, dass er seine Klienten nicht jahrelang an eine Couch fesselt, sondern quasi in einem Hauruckverfahren auf die seelisch falsch verkoppelten Lebenserfahrungen stößt, um sie dem Patienten zu zeigen und aufzulösen.

Jürgen Fliege
Evangelischer Pfarrer, Fernsehmoderator und Autor
im September 2011

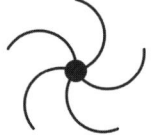

Einleitung

»Wenn du vor etwas Angst hast, finde heraus warum, und die Angst wird kleiner!«

Nino G. Sisto

Im Jahre 1987 machte ich als Pädagogik-Student im dritten Semester eine für mich überraschende Erfahrung: Chronische Krankheiten lassen sich durch eine Erkenntnis heilen. Damals beschäftigte ich mich bereits seit einigen Monaten mit »Allgemeiner Psychologie«. Die Ansätze des großen Pioniers der Individualpsychologie Alfred Adler (1870–1937), der den Ursprung seelischer Probleme in der frühen Kindheit ansiedelte, prägten mein psychologisches Grundverständnis: Aktuelle Probleme haben eine alte, verborgene Ursache – das war für mich eine spannende Botschaft. Zusätzlich faszinierten mich aber auch von Kindheit an solche ungewöhnlichen Themen wie Hypnosetherapie, Grafologie und Traumdeutung, in denen ich mich selbst autodidaktisch fortbildete. Es war für mich beeindruckend, wie sich Charakter und Persönlichkeit eines Menschen etwa in seiner Handschrift, seinen Träumen und seinem Aussehen widerspiegeln und wie logisch und nachvollziehbar sein Verhalten erscheint, wenn man die Biografie seiner Kindheit mit dem rechten analytischen Blick betrachtet. Waren die Ursachen einer Verhaltensstörung erst erkannt, so ergaben sich enorme Möglichkeiten der Therapie, so schien es damals schon.

Verhaltensänderungen gelten in der gängigen Vorstellung als derart schwierig, gar nahezu unmöglich, dass die klassische Psychotherapie sich eigentlich damit selbst infrage stellt. Da

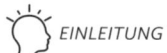

aber die Hypnose offenkundig eine enorm rasche Möglichkeit des Eingriffes ins menschliche Verhalten bot, wurde ich immer neugieriger. Meine ersten aktiven Hypnoseerfahrungen machte ich mit 21 Jahren bei meinen Freunden. So führte ich oft nebenbei kleine »Therapien« zur Auflösung von Ängsten, Zwangsstörungen, Übergewicht, Rauchen oder Hautproblemen durch. Das Überraschende für mich dabei war nicht einmal so sehr, dass es mir mit Anfang zwanzig überhaupt gelang, so schwerwiegende Störungen aufzulösen, sondern dass dies meist nur eines einzigen Gespräches bedurfte und von großer Nachhaltigkeit war. Hilfe war offenbar möglich – sie war einfach, ging schnell, war extrem erfolgreich, und man konnte sie erlernen!

Wie Sie sich vorstellen können, ließen mich diese Erfahrungen mein Leben lang nicht mehr los, und das obwohl ich ganz und gar nicht schnurstracks auf meinen jetzigen Beruf als Coach zusteuerte – ganz im Gegenteil. Offen gestanden wusste ich gar nicht, worin eigentlich meine besonderen Stärken lagen, und obwohl ich irgendwann meinen Uni-Abschluss als Diplom-Pädagoge in der Tasche hatte, sammelte ich zunächst Erfahrungen in den verschiedensten Berufen: Ich arbeitete als Pflegeassistent, Bürokraft und war zeitgleich Discjockey in verschiedenen Diskotheken. Ich versuchte mich in Marketing, als Veranstaltungskaufmann und als Redakteur – doch trotz aller Erfolge, nichts von alledem war »meins«.

Ich hörte auf den guten Rat meines Vaters, einem einfachen Arbeiter aus dem Ruhrgebiet. Er riet mir, meine Berufswahl gründlich zu überlegen und mir Zeit zu lassen, bevor ich mich auf eine Tätigkeit festlege, der ich dann möglicherweise ein Leben lang nachkommen werde. Mit 32 Jahren war es dann so weit. Ich beschloss, aus meiner Leidenschaft, der Psychologie, endlich einen Beruf zu machen. Zu groß waren zuvor – als

»Hobby-Therapeut« – die Bedenken gewesen, ob denn wirklich alles so einfach sein könne, wie ich es seit Jahren erlebte – schließlich hatte ich auch zwischenzeitlich den einen oder anderen Misserfolg hinnehmen müssen. Überdies stieß ich immer wieder auf größte Skepsis seitens der Fachleute – ungeachtet meiner zahlreichen positiven Beispiele aus der praktischen Erfahrung im Alltag. Doch dann nahm alles sehr rasch seinen Lauf: Anfänglich war ich noch in einer Gemeinschaftspraxis mit einer Heilpraktikerin, nach kurzer Zeit eröffnete ich meine eigene Praxis, vergrößerte sie zu einem Institut mit mehreren Mitarbeitern, zog mit allem Drum und Dran von Dortmund nach Iserlohn in modernere Praxisräume. Ich begann, meine Bücher zu schreiben, und bilde heutzutage Menschen aus ganz Europa nach meiner Methode und meinem Ansatz aus.

Was das für eine Methode ist, wie der Ansatz lautet und warum es so einfach ist, ihn zu erlernen, erfahren Sie in diesem Buch. Ich möchte Ihnen darin all das Wissen weitergeben, welches notwendig ist, um einem Menschen schnell und nachhaltig zu helfen.

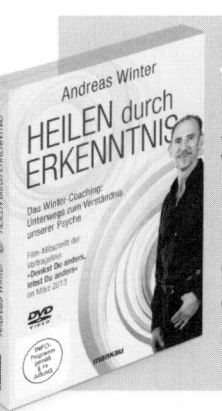

Können Worte heilen?

Unterwegs zum Verständnis unserer Psyche: Zwei Wochen lang war Andreas Winter auf Vortragstour im deutschsprachigen Raum und hat Hunderten von begeisterten Zuhörern seinen Ansatz zur Heilung von psychischen, psychosomatischen und chronischen Störungen erklärt. Die Film-DVD »Heilen durch Erkenntnis« enthält fast zwei Stunden Vortrags- und Interviewmaterial. *ISBN 978-3-86374-116-7*

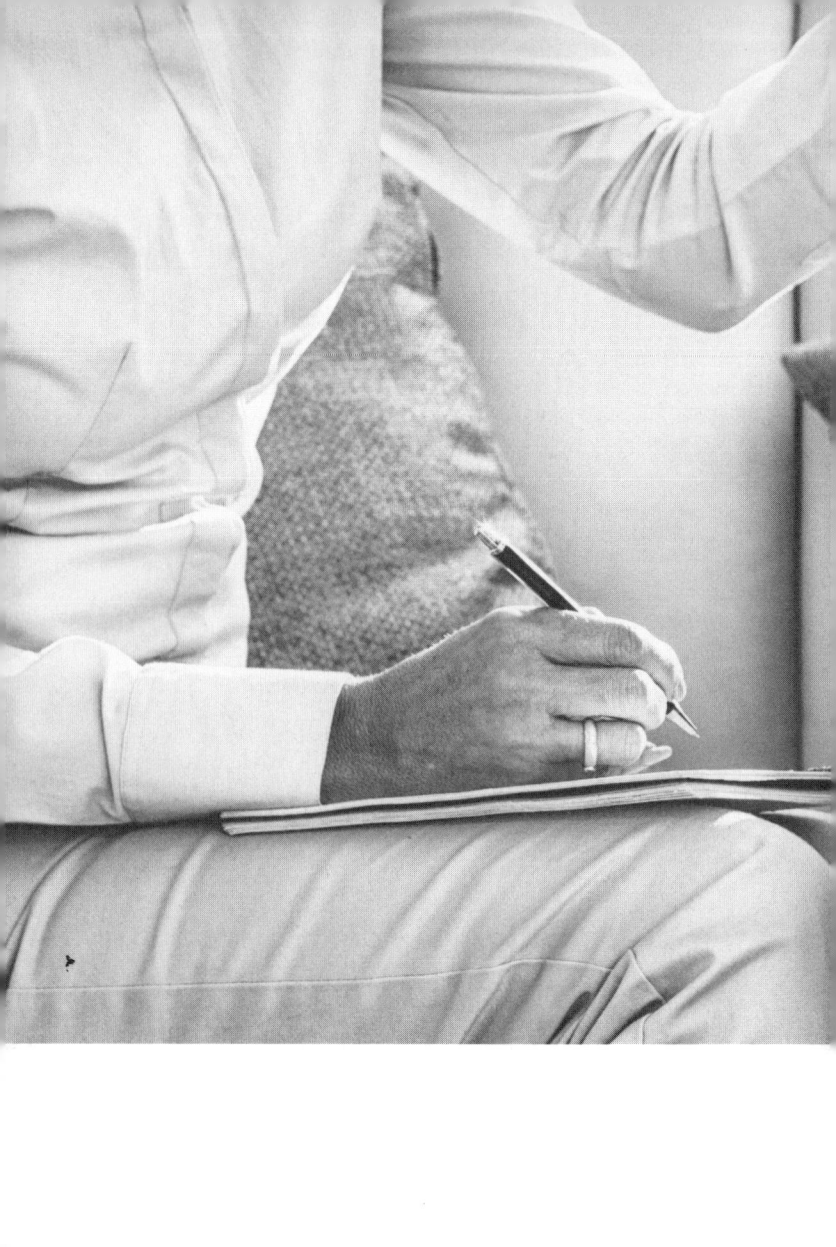

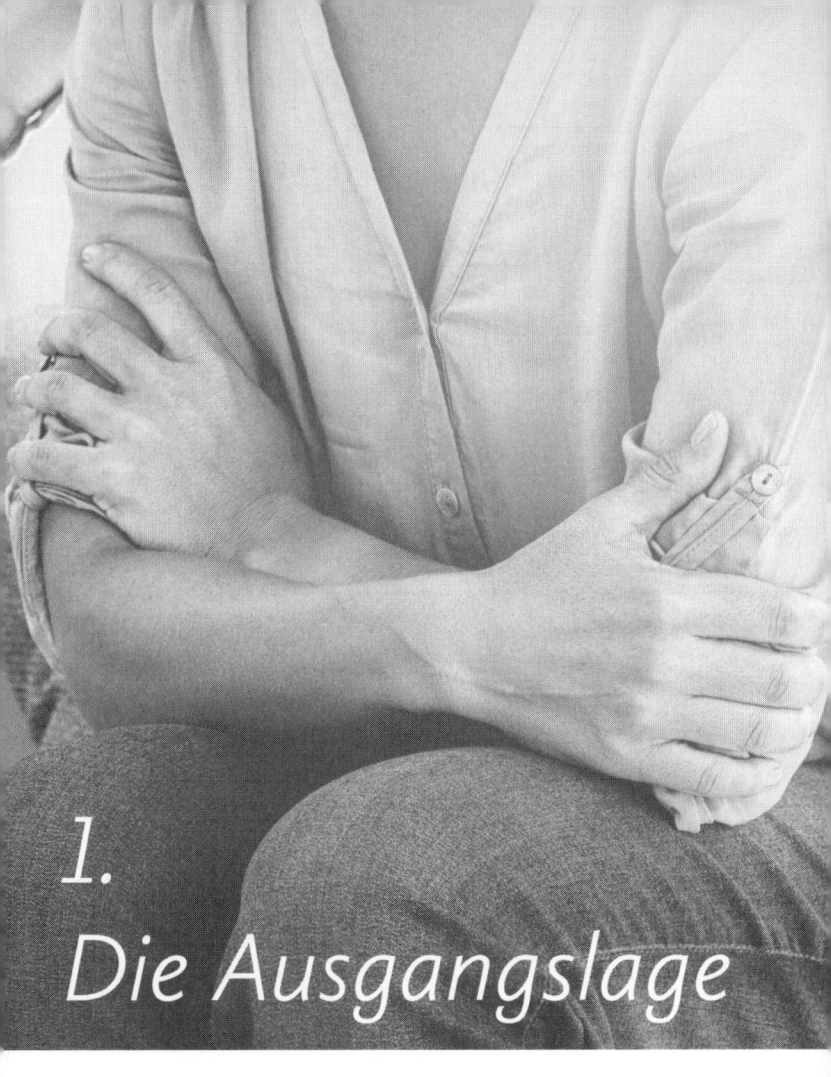

1.
Die Ausgangslage

Es galt und gilt weder in der Medizin noch in der klassischen Psychotherapie als selbstverständlich, innerhalb eines einzigen Gespräches einem Menschen mit psychischen oder psychosomatischen Störungen dazu zu verhelfen, vollständig und nachhaltig symptomfrei zu werden. Die üblichen Therapiekonzepte für Neurodermitis, Allergien, Magersucht oder

Depressionen sehen langwierige monatelange Gespräche und reichlich dosierte Medikamente vor. Starke Nebenwirkungen müssen dabei stets in Kauf genommen werden. Der Ausgang dieser Therapien ist unklar. Bei vielen Krankheiten, wie etwa Arthrosen, Tumoren, Diabetes, Magen- und Darmleiden, scheint so lange medikamentös behandelt zu werden, bis eine Operation unausweichlich geworden ist. Und nach der Operation werden weiterhin Medikamente verordnet.

Darf ein Arzt noch heilen?

Ich möchte Sie etwas fragen: Glauben Sie, dass ein Arzt, dessen Studium mindestens sechs Jahre dauert und mehrere zehntausend Euro kostet, nicht den nötigen Horizont hätte, um mit einigen Fragen herauszubekommen, welche Lebensweise seinen Patienten krank gemacht hat? Wäre es nicht eher denkbar, dass ein Akademiker, dessen Fakultät unglaublich viele Forschungsgelder verschluckt, über das Wissen verfügen könnte, Ihnen bewusst zu machen, *warum* Sie zu viel Genussgifte zu sich nahmen, *warum* Sie zu wenig getrunken oder Sport getrieben haben oder *warum* Sie ein Leben lang Angst hatten, Ihren Kummer oder Stress zu äußern und abzubauen? Glauben Sie, Ihr Arzt *könne* Ihnen nicht helfen, einfach gesund zu werden und zu bleiben? Ich persönlich vermute, er *könnte* schon, doch er *darf* es nicht! Ich werde auf diese gewagte These später noch näher eingehen.

Im allgemeinen Verständnis von Medizin gilt, was nicht stimmt: Einen Menschen wirklich endgültig zu heilen, ist wenig wahrscheinlich. Fragen Sie mal bitte einen Arzt, ob er glaubt, mit medizinischen Mitteln eine Krankheit *heilen* zu können. Einfache Heilung von chronischen Krankheiten und dauerhaften Störungen gilt auch heute, dreieinhalb Jahrzehnte nach meinen ersten Erfahrungen mit »Heilung«, noch immer nicht als normal und möglicherweise sogar aus Sicht der Pharmaindustrie als unerwünscht. Ein gesunder Patient ist ein verlorener Kunde! Rund 370 Milliarden Euro werden jährlich allein in Deutschland für die Gesundheit ausgegeben, fast ein Zehntel unseres Bruttoinlandsproduktes – der Kuchen ist offenbar einfach zu groß, um ihn ungegessen liegen zu lassen! Doch all das war mir damals selbstverständlich nicht klar. Alles, was ich bislang über die menschliche Psyche, über den Körper und sein Verhalten gelernt hatte, legte für mich den Schluss nahe, dass psychische und psychosomatische Störungen eine ganz einfache Ursache und damit auch eine ganz einfache Lösung haben müssen. Ich hielt es für völlig natürlich, dass die Analyse der Ursachen eine dauerhafte Besserung bringen muss. Der Anspruch an Therapie ist, dass sie dem Menschen hilft, wieder gesund zu werden, so dachte ich. Umso verwunderter war ich, als ich später erfahren musste, dass die vollständige Heilung des Patienten ohnehin nicht zum Primärziel der Medizin gehört, sondern bestenfalls das Lindern von Symptomen.

Unbestritten trugen die Errungenschaften der modernen Medizin zur Verringerung der Säuglingssterblichkeit und zu einer enormen Verlängerung der Lebenszeit bei. Krankheiten und Unfallfolgen führen heutzutage längst nicht mehr mit der gleichen Wahrscheinlichkeit zum Tod wie noch vor, sagen wir, fünfzig Jahren. Ich beobachte jedoch mit Unverständnis, wie zahllose Patienten ein Leben lang zur Einnahme einer Anzahl von Medikamenten verpflichtet werden, obwohl die Forschung eindeutig zeigt, dass Menschen, die scheinbar »unheilbare« Krankheiten haben, durch einfachen, aber effektiven Einsatz nichtmedizinischer Methoden schnell, nachhaltig und nebenwirkungsfrei gesund werden können.

Die an Parkinson erkrankte französische Nonne Marie Simon-Pierre ist ein offiziell anerkanntes Beispiel dafür, dass eine als unheilbar eingestufte Krankheit sehr wohl heilbar sein kann. Simon-Pierre hatte fortschreitend linkseitigen Tremor (Zittern), doch ihre Spontanheilung erfolgte nach einem einzigen Gebet zum verstorbenen Papst Johannes Paul II. Diese Heilung gilt der katholischen Kirche als Wunder und führte zu dessen Seligsprechung am 1. Mai 2011. Ein Geist heilt Parkinson – ist das nicht jenseits aller rationalen und wissenschaftlichen Diskussion? Abwertend könnte man denken: »*Aberglaube als Heilmittel?*« Doch es geschah tatsächlich, und es gibt Tausende von dokumentierten Fällen, bei denen Menschen, die als medizinisch unheilbar galten, wieder genesen sind – ohne Medizin. Ob Krebs oder vorgeburtliche Missbildungen, ob Unfall oder Infektion – ehemalige Kranke konnten wieder ein ganz normales Leben führen. Auf der ganzen Welt gibt es Beispiele von Menschen, die eben nicht ein Leben lang Herz-, Nieren-, Leber-, Blutdruck- und gerinnungsregulierende Medikamente schlucken müssen und bis zum Ende ihrer Tage von einer Operation zur nächsten gerollt werden.

Lässt sich ein solches Wunder wiederholen? Man kann Glauben doch nicht auf Rezept bekommen? Böse gedacht, könnte man sagen: »*Wenn eine leichtgläubige und verzweifelte Nonne betet und es ihr dann etwas besser geht, so war sie bestimmt gar nicht richtig krank, oder? Was ist mit den ganzen Parkinson-Erkrankten, die nicht im Kloster wohnen? Was ist mit den ›bodenständigen‹ Herzpatienten aus den Chefetagen der Firmen? Oder mit den Abermillionen Krebs- und AIDS-Kranken? Sollen die nun alle zu einem verstorbenen Papst beten?*«

Die Antwort darauf bekommen wir von dem renommierten amerikanischen Endokrinologen Dr. Deepak Chopra. Er schrieb: »*Selbst wenn sich nur einer von zehn Millionen Men-*

*schen selbst von Krebs oder Aids heilt, müssen wir uns damit be-
fassen. (...) Auch wenn es nur ein einziges Mal passiert, muss es
einen bestimmten Mechanismus dafür geben. Und wenn ein Mechanismus existiert, wollen wir als Wissenschaftler wissen, wie er
funktioniert, denn sobald wir ihn verstanden haben, können wir
das Phänomen vielleicht reproduzieren.«* [1]

Ich stimme dem zu. Wir müssen forschen, denn wir alle
können eines Tages von schwerer Krankheit betroffen sein.
Denken Sie an Ihre Eltern oder Großeltern, an Ihren Partner
oder gar an sich selbst. Wir sind nicht nur verpflichtet, zu ergründen und herauszufinden, was heilt, sondern auch dazu,
dieses Wissen der Öffentlichkeit leicht zugänglich zu machen.
Doch es scheint, als sei die naheliegende und effektivste Lösung wirtschaftlich unerwünscht und als würden wirklich
erfolgreiche Helfer und Heiler ideologisch und juristisch in
ihrer heilenden Tätigkeit eingeschränkt. Unsere Volksgesundheit ist ein einträgliches Geschäft, solange sie in weiter
Ferne bleibt. Es gibt Anhaltspunkte dafür, dass Ärzte durch
Verordnungen dazu genötigt werden, nur auf Medikamente
zurückzugreifen, die nicht nebenwirkungsfrei sind, was den
Patienten von weiterer Medikation abhängig macht. Achten
Sie einmal darauf: Nach einem Klinikaufenthalt aufgrund
schwerer Krankheit wird ein Patient mit mindestens vier
verschiedenen Medikamenten versorgt, welche er über einen
langen Zeitraum nicht mehr absetzen darf. Je mehr Nebenwirkungen sich bemerkbar machen, desto mehr weitere Pillen kommen hinzu – anstelle einer einfachen Therapierung
der Ursache des Leidens.

Trotz aller medizinischen Erfolge häufen sich somit ver-
ständlicherweise bei Patienten die Wut und die Enttäuschung
über unser Medizinsystem. Immer öfter bekomme ich von

meinen Kunden Unmutsäußerungen über Ärzte zu hören. Gerade die Menschen, in deren Hände wir vertrauensvoll unsere Gesundheit zu legen gewohnt waren, treffen härteste Vorwürfe. Oft heißt es, die ärztliche Heilkunst bestünde nur noch darin, immer mehr Medikamente mit immer mehr Nebenwirkungen zu verabreichen – und das, ohne echte Heilung zu erzielen.

Angeheizt wird diese Frustentladung durch Medienberichte über ganz offensichtliche therapeutische Erfolge, die mit wenigen oder gar keinen Medikamenten gänzlich ohne Nebenwirkungen eine echte und vollständige Genesung von Krankheit ermöglicht haben. Was läuft da schief in unserem System? Die ehemals medizingläubige Gesellschaft scheint sich allmählich abzukehren vom viel beschworenen »Halbgott in Weiß«. Wie kommt das? Sind Ärzte nicht jene Menschen, die oftmals ihre eigene Gesundheit opfern, um unermüdlich und mit großem Einsatz den Kampf für die Gesundheit anzutreten? Das einstige positive Image der Hippokrates-Jünger scheint zu bröckeln, ja gar in einer großen Staubwolke zusammenzubrechen, verfolgt man die zahlreichen Publikationen, Berichte und Reportagen: Marionetten der multinationalen Pharmakonzerne, unfähig oder ohne Interesse, einem Menschen wirklich zu helfen, geschweige denn ihn zu heilen – so der immer lauter werdende Tenor in der Bevölkerung. Echte therapeutische Erfolge scheinen unerwünscht, vielleicht weil dann die regelmäßige Einnahmequelle versiegen würde; wer gesund ist, ist für den Pharma-Hersteller kein Kunde mehr. Der Arzt soll helfen, aber nicht heilen.

Es geschah im Zuge der europäischen Industrialisierung, dass die aufkommende Psychotherapie plötzlich durch schnelle Medikamentengabe verdrängt wurde. Die Leistungsgesellschaft forderte eine rasche Symptomunterdrückung, damit Arbeiter schnell wieder einsatzklar waren. Hieraus entwickelte sich eine bedingungslose Medizingläubigkeit, die von der Pharmaindustrie leicht auszunutzen war: Man verschreibe den Menschen ein Mittel gegen ihre Symptome, ohne tatsächlich die Ursachen zu heilen; am besten noch mit Nebenwirkungen, gegen die man ebenfalls Medikamente verschreiben kann. Das dauerhafte Verschieben von Symptomen ist zu einem lukrativen Teufelskreis geworden. Die Leidtragenden sind jedoch nicht nur die Patienten, die sich in lebenslanger medizinischer Abhängigkeit befinden, sondern auch all unsere moralisch integren Ärzte, deren einstige Berufsmotivation, Menschen zu heilen, ad absurdum geführt wird. Es wird höchste Zeit, dass durch echte Heilung wieder zurechtgerückt wird, was vor etwa 120 Jahren aus industriellen Interessen heraus *ver*-rückt wurde.

Ich persönlich kenne einige anständige, hochgebildete und engagierte Ärzte, die bereit sind, zum Wohle der ihnen anvertrauten Patienten wirklich alles zu geben. Eine aussterbende Art? Was wäre, wenn alle Ärzte, die den Anspruch haben, wirklich Ärzte sein zu wollen und keine Pharma-Zuträger, wieder eine Chance zu echten therapeutischen Erfolgen hätten?

Es gibt diese Chance. Und sie ist systemverträglich!

Heilungsansätze beziehungsweise Therapien sollten weiterhin am Ergebnis gemessen werden – und nicht an ihrer Wirtschaftlichkeit! Daher habe ich dieses Buch geschrieben, um Ihnen den Blick dafür zu öffnen, wie leicht und selbstverständlich es ist, einen Menschen zu verstehen und ihm zur Symptomfreiheit zu verhelfen. Ich glaube an die Ehre und den Anstand vieler Ärzte, die sich nicht länger vom Pharmasystem ihrer verdienten therapeutischen Erfolge berauben lassen wollen. Ich bin davon überzeugt, dass die meisten Ärzte ihre Patienten wirklich bei der Heilung unterstützen wollen. Dass ein Arzt oder Heiler dabei auch für seine Kunst entlohnt wird, halte ich nicht nur für angemessen, sondern sogar für unerlässlich. Wer der Menschheit dient, hat nicht nur Anerkennung, sondern auch Geld verdient.

Menschen durch Erkenntnis zur Heilung zu verhelfen, ist kein Kinderspiel. Man braucht etwas Wissen und Erfahrung, auch ist es nicht immer sofort möglich und manchmal vielleicht sogar schon zu spät. Doch es ist machbar. Ich gehe davon aus, dass ein Symptom einem intelligenten unterbewussten Muster folgt und daher mit einer Erkenntnis auch wieder therapiert werden kann. Sie können dieses Buch als Anregung benutzen, sich und anderen zu helfen. Doch seien Sie gewarnt: Was ich schreibe, wird möglicherweise Ihre bisherigen Glaubensgrenzen sprengen, und vielleicht wird dieses Buch sogar Ihr Denken und damit Ihr Leben verändern – doch ich verspreche Ihnen, dass es sich für Sie und Ihre Mitmenschen lohnt.

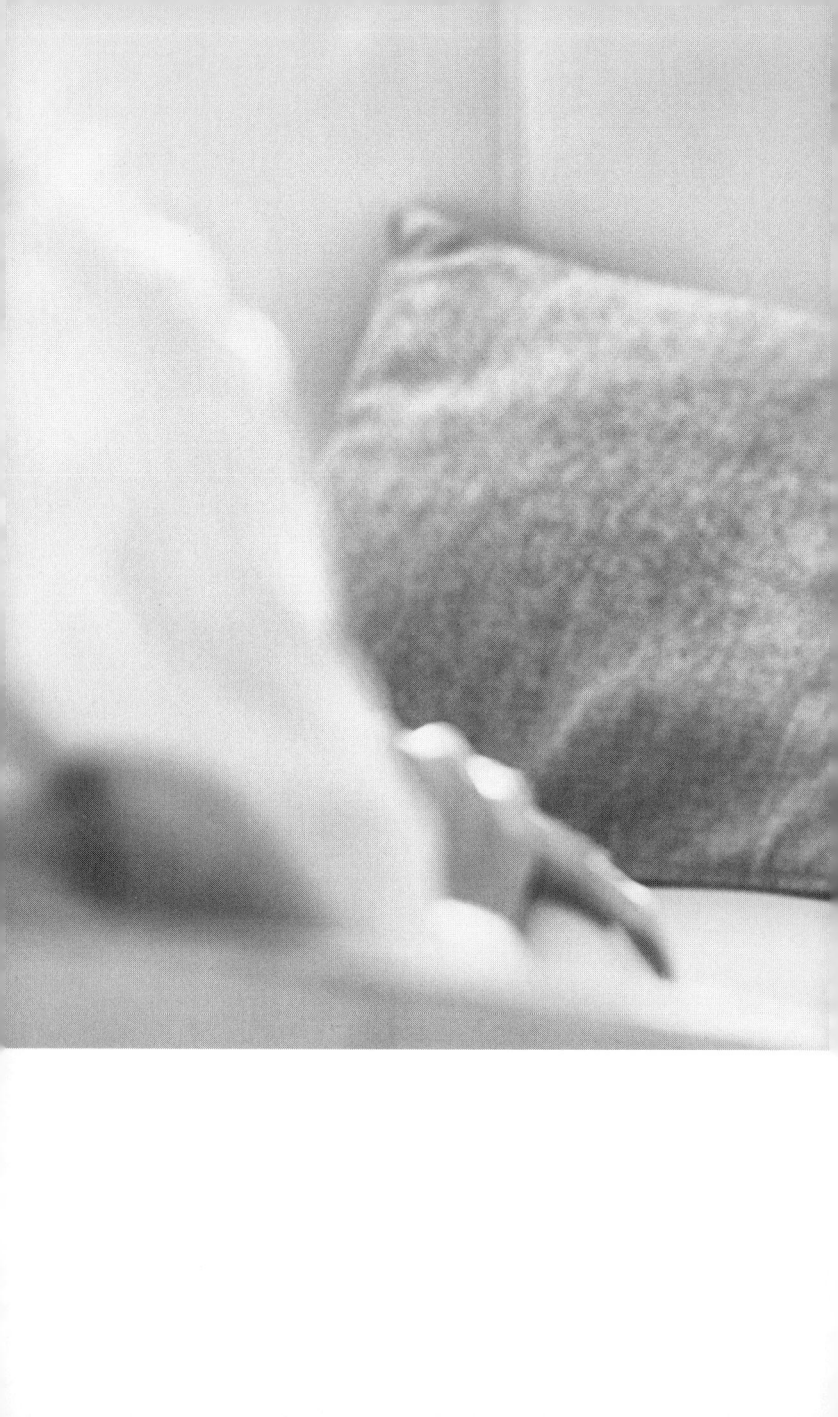

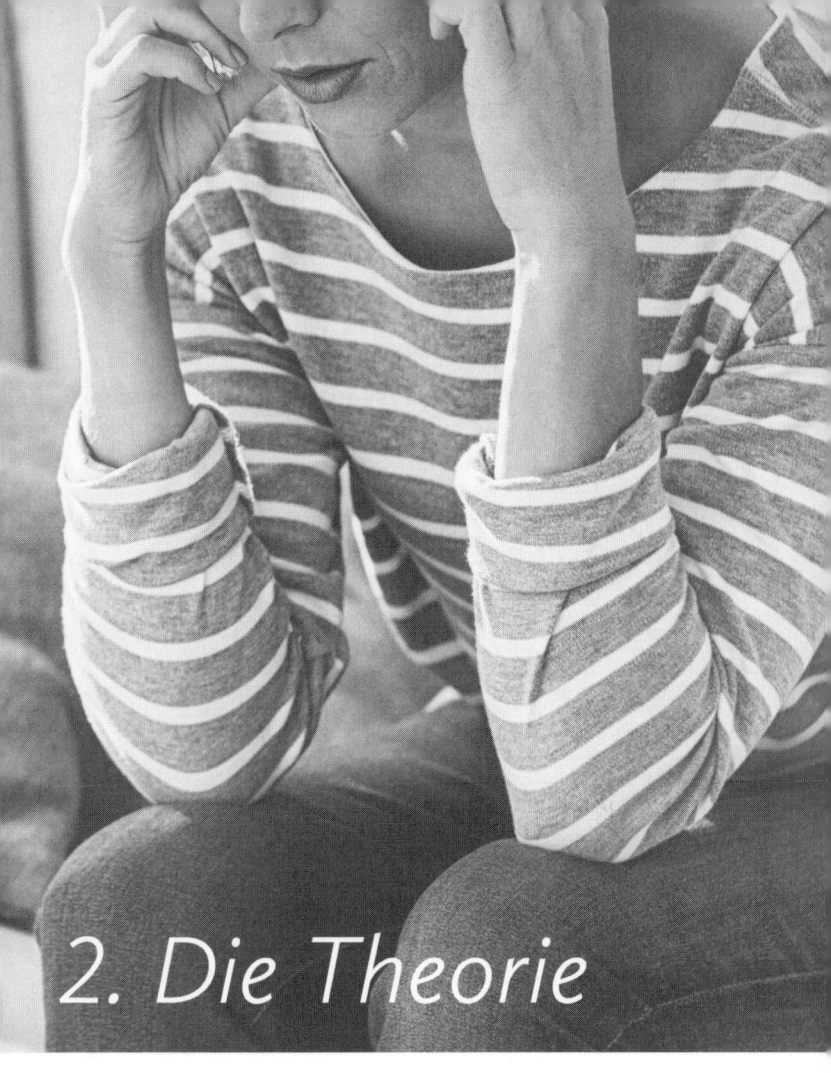

2. Die Theorie

Die klassische Unterscheidung westlicher Philosophie zwischen Körper und Psyche wird heute zumeist von materialistischen Positionen zurückgedrängt. So versucht beispielsweise die Medizin, die Ursache geistiger Störungen, wie etwa Psychosen oder Depressionen, im Gehirn zu lokalisieren und mit Medikamenten zu behandeln. Das Gehirn ist aber ein Or-

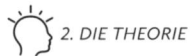

gan und nicht Teil des Geistes, und Medikamente sind Substanzen und gehören daher ebenso in den Bereich des Körperlichen. Streng naturwissenschaftlich betrachtet ist der Geist eine organisierende Information und somit immateriell, demnach nicht körperlich. So wie ein Computerprogramm, ein Kochrezept oder ein Lied ebenfalls nicht aus Materie bestehen, sondern aus Information.

Hardware versus Software – Gedanken steuern den Körper

Man kann Immaterielles nicht mit materiellen Eingriffen verändern, nur umgekehrt: Der Geist formt die Materie. Man kann die Psyche nicht durch Substanzen beeinflussen, sondern nur durch die Wirkung der Substanzen – das ist nicht dasselbe. Welchen gewaltigen Unterschied diese Kleinigkeit ausmacht, darum geht es in diesem Buch.

Wir Menschen sind nicht nur ein biologischer Körper aus Fleisch, Blut und Knochen. Wir sind mehr als das – wir haben nun einmal Gedanken und Gefühle! Diese elektromagnetischen Impulse werden von unserem Nervensystem, insbesondere vom Gehirn verarbeitet und beeinflussen unsere »chemische Fabrik«, unseren Stoffwechsel. Ich unterscheide, analog zu einem Computer, zwischen der *Hardware*, also den körperlichen Bestandteilen, und der *Software*, dem Programm, den Informationen, die zur Steuerung der Hardware notwendig sind. Somit ergibt sich auch eine praktikable Unterscheidung zwischen somatischen (körperlichen) und psychosomatischen Krankheiten und Symptomen. Eine klassische somatische Krankheit ist meiner Ansicht nach

*eine erworbene Funktionseinschränkung aufgrund rein körper-
licher, also biologischer, chemischer oder physikalischer Ursachen.* Diese Ursachen können Strahlung, Gewalteinwirkung,
Mutation, Viren, Bakterien, Gifte, Druck oder Temperatur
sein. Natürlich werden wir krank, wenn man uns einer Über-
dosis Strahlen oder Gift aussetzt. Wenn mir ein Hammer auf
den Fuß fällt, brauche ich keinen Seelsorger, sondern einen
Arzt. Ebenso will ich, wenn ich von einem Bus überfahren
wurde, nicht zuhören und über meine Fehler nachdenken,
sondern eine Beruhigungsspritze, eine Glukoseinfusion und
eine Blutkonserve.

Doch diese Dinge sind unnütz bei einem *psychosomatischen Symptom.* Denn dieses findet seinen *Ursprung in einer
Information,* in einem *Gedanken.* Die Dinge, die dazu führen,
dass Sie zu viel rauchen, zu oft Grippe bekommen oder unter
Herzrhythmusstörungen leiden, sind keine Hammerschläge
oder Gifte, sondern Informationen, die auf unterbewusster
Ebene biochemische Dauerstressreaktionen auslösen!

Dass unterbewusste Gedanken unseren Körper steuern
können, sehen Sie beispielsweise daran, dass die meisten
Menschen, wenn sie eine Wendeltreppe beschreiben sollen,
mit dem Finger eine Spiralbewegung machen. Die Vorstellung von der Form der Treppe erzeugt eine Bewegung Ihres
Körpers. Dieses Beispiel ist noch harmlos. Deutlicher wird
es, wenn Sie als routinierter Autofahrer auf dem Beifahrer-
sitz Ihrer 18-jährigen Tochter mitfahren. Angenommen, Sie
hätten nur geringes Vertrauen in die frischen Fahrkünste
Ihres Nachwuchses und wären sehr angespannt. Plötzlich
läuft ein Kaninchen direkt vor Ihnen quer über die Stra-
ße, direkt vor das Auto. Was glauben Sie, was machen Ihre
Füße? Genau – bremsen! Aber Sie haben als Beifahrer weder
ein Gas- noch ein Bremspedal. Es waren Ihre Gedanken, die

Ihren Körper bei einem Auslöser zum irrationalen Handeln gezwungen haben. Das letzte Beispiel, um zu demonstrieren, dass unsere unterbewussten Gedanken den Körper regieren, schildere ich oft bei meinen Vorträgen: Wenn Sie nachts im Bett liegen und träumen, dass Ihr Schlafzimmer brennt, wird Ihr Körper Stresssymptome aufweisen: Herzrasen, beschleunigte Atmung, Schwitzen – obwohl es tatsächlich gar nicht brennt. Ihre Gedanken waren es, die auf Ihren Körper Einfluss nahmen. *Hormone werden ausgeschüttet, nur weil Sie etwas glauben!* Ihre eigenen Gedanken können Sie krank machen und sogar töten – und Ihre eigenen Gedanken können dafür sorgen, dass Ihr Körper sich wieder regeneriert – wie bei der französischen Nonne. Der Körper tut, was wir ihm – bewusst und un-/unterbewusst – *sagen.*

Warum werden Menschen krank – und sterben nicht aus?

Unser Körper versucht, sich stets zu regenerieren – und er ist robust. Er besteht aus 70 bis 100 Billionen Zellen, welche sich durch einen ursprünglichen Impuls, die Zeugung, in weniger als einer Sekunde aus zweien, der mütterlichen Eizelle und der väterlichen Samenzelle, herauszubilden begannen. Gemäß einem unsichtbaren Bauplan, unseren Erbanlagen, passt sich der Körper immer wieder den Bedingungen und Möglichkeiten an. Wir können krank werden und sogar wieder gesunden! Wunden heilen, Knochenfrakturen wachsen zusammen. Dieser »Bauplan« sorgt dafür, dass wir auf atomarer Ebene alle fünf bis sieben Jahre komplett »runderneuert« sind, also unsere kleinsten Bestandteile vollständig ausgetauscht werden. Alte Zellen werden abgebaut und erneuert. Da unsere DNS (Desoxyribonukleinsäure) auf Umwelteinflüsse und andere Informationen reagiert, verändert sich jedoch unser Bauplan und somit unser Körper. Das noch junge wissenschaftliche Feld der Epigenetik, ein Zweig der Molekularbiologie, beweist zu unserer Verblüffung: Die etwa 25.000 Gene unseres Körpers lassen sich durch Informationen ein- und ausschalten. Krankheitsanfälligkeit und das äußere Erscheinungsbild sind veränderbar. Unsere Gedanken – und seien diese noch so unbewusst – wirken stetig auf den Körper ein! So wird beispielsweise eine Narbe auf der Haut oder eine kariöse Stelle an einem Zahn immer wieder »nachgebaut«. Obwohl die Atome des Körpers im ständigen Austausch sind, die Hautschuppen ständig absterben, bleibt doch die Information der Narbe für diese Stelle bestehen.

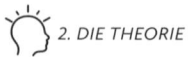

Diese Information ist nicht ursprünglich in unseren Erbanlagen gespeichert, denn sonst hätten wir die Narbe bereits seit unserer Geburt gehabt, oder sie wäre eines Tages ohne Verletzung entstanden.

Biologen sprechen hierbei von einem »Zellgedächtnis«. Dahinter steht der Gedanke, eine Zelle speichere Informationen, wie etwa Verletzungen oder Alterung, und gebe diese als Kopie an die nachwachsende Zelle weiter. Aber: Die Zelle ist gar nicht mehr dieselbe wie noch vor einem Jahr, und da ein Kopiervorgang immer mit Datenverlust einhergeht, wären die Nachkommen von minderer Qualität. Jenes Organisationsfeld, welches für Alterung sorgt, ist offenbar anderswo vorhanden, außerhalb unseres Körpers und unabhängig von ihm. Interessanterweise sind bei einem Brandverletzten nach der Entlassung aus dem Verbrennungszentrum die transplantierte Haut und die Narben meistens noch glatt. Doch in vielen Fällen bilden sich im Laufe von Monaten dicke wulstige Narben, die nur sehr langsam wieder ausheilen. Dieser Prozess dauert meist bis zu zwei Jahre, bei großen Flächen oder sehr kompakten Narbensträngen natürlich auch etwas länger.

Im Labor gezüchtete Hautflächen sind nicht nur narbenfrei, sondern weisen zunächst auch keine Alterungsspuren auf. In den Verbrennungskliniken zeigt sich, dass die vom Oberschenkel entnommene Haut einer Sechzigjährigen im Labor auf ihrem Nährboden zunächst glatt wie ein Babypopo und gänzlich ohne Altersflecken (Lentigines seniles) nachwächst. Erstaunlich, wenn es doch ein »Zellgedächtnis« geben soll! Angeblich ist ein Alterungsprozess unter anderem dadurch bedingt, dass Zellen sich immer fehlerhafter reproduzieren und alle folgenden Zellen immer schlechtere Kopien des Originals sind. Meine Erklärung für die glatte Haut aus altem Gewebe: Nicht der Körper altert, sondern unser unterbewusstes Denken lässt ihn altern! Hinzu kommt, dass das »Original« eine Zygote, eine Zellverschmelzung aus Spermium und Eizelle, war. Ist ein fertiger Mensch also eine schlechtere Kopie unserer Ur-Keimzellen?

Provokant gesagt, wäre es aus schulmedizinischer Sicht doch eigentlich ein Wunder, dass wir ohne Kliniken und sterile Tupfer als Spezies überlebt haben. Es gibt uns Menschen in der heutigen Form des Homo sapiens sapiens – fast acht Milliarden an der Zahl – seit etwa 120.000 Jahren und unverändert seit mindestens 35.000 Jahren. Rund fünf Millionen Jahre insgesamt leben wir nun schon »im Schlamm«, verteilt auf der ganzen Erde, sogar in den Sandwüsten und im ewigen Eis. Doch wir gehören zu den anpassungsfähigsten, handlungsfähigsten Wesen auf diesem Globus, und wir sind neben einigen Groß- und Meeressäugern die einzigen, die eine reale Fähigkeit zum rationalen, von Gefühlen unabhängigen und in die Zukunft gerichteten Denken haben. Wir sind eine so überaus faszinierende Spezies! Nach entwicklungsgeschichtlichen Zeitmaßstäben unterliegen wir seit einem kurzen Augenblick fast alle dem Irrglauben, ohne fremde Hilfe praktisch überlebensunfähig zu sein. Wir glauben, ohne Hebamme, ohne Arzt, ohne Psychologen, ohne Lehrer, ohne Erzieher seien wir verloren. Demnach müssten wir doch eigentlich schon längst ausgestorben sein, oder? Doch wir werden immer wieder gesund! Auch ohne Hightech-Medizin und Chemotherapie.

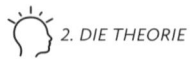

Stress macht den Unterschied

Interessanterweise machen uns weder Viren noch Bakterien automatisch krank. Bei der großen Pestepidemie Mitte des 14. Jahrhunderts starben schätzungsweise über 30 Millionen Menschen, in Großstädten wie Paris und Wien jeweils bis zu 1.000 Menschen pro Tag. Doch bemerkenswerterweise starben nicht alle Menschen, die Kontakt zu den Kranken oder Toten gehabt hatten, und nach einigen Jahren verschwand die Pest, wie sie gekommen war – von allein. Wieso machten die Erreger bei einigen Menschen Ausnahmen? Sollte nicht eigentlich eine Krankheitsursache einer verbindlichen Regelmäßigkeit folgen, damit sie als tatsächliche Ursache gelten kann?

Der Münchener Chemiker Max von Pettenkofer (1818–1901) schockierte seine Studenten damit, dass er vor ihren Augen ein Glas mit Cholerabakterien trank. Weder er noch Studenten, die diesen Versuch wiederholten, erkrankten daraufhin ernsthaft.

Sie kennen das aus Ihrem eigenen Alltagserleben: Da ist das halbe Großraumbüro an einem grippalen Infekt erkrankt, nur einige Mitarbeiter blieben verschont. Wodurch? Oder Ihr Kind bekommt die Röteln. Warum ist nicht innerhalb einer Woche die ganze Schule erkrankt? Worin besteht der Unterschied?

Gerade in der heutigen Zeit, wo fast die ganze Welt aufgrund von Corona enorme Einschränkungen hinnehmen muss, ist es besonders wichtig, sich sachkundig zu machen, damit man die Chance hat, zum einen seine Angst vor Ansteckung loszuwerden und zum anderen zu verstehen, dass aufgrund wirtschaftspolitischer Interessen die Lebensqualität von Milliarden von Menschen mit Füßen getreten wird. Da ich kein Mediziner und auch kein Biologe bin, lasse ich an dieser Stelle einmal die Biologin Dr. Marie-Christin Klein zu Wort kommen. Sie arbeitet derzeit an einem Buch über Viren, Impfungen und deren gesellschaftliche Seite.

»Selbst in der Annahme, dass Erreger krank machen, gibt es keinen Grund zur Angst, wie die folgenden Ausführungen, beruhend auf Argumenten des allgemeinen Konsenses der Schulmedizin und Wissenschaft, zeigen.

An einem Tisch in einer Kantine. Ein Mann niest, und ein Tröpfchen mit Tausenden von Viren fliegt direkt in das Gesicht von Frau Schmidt. Viele in dieser Kantine werden mit dem Erreger in Berührung kommen, aber nicht alle. Bei Frau Schmidt gelangen sie in den Mund und von dort in ihre Schleimhaut. Zellen werden befallen, neue Viren werden hergestellt und wieder in die Freiheit entlassen, um wiederum andere Menschen zu infizieren.

Der menschliche Körper wird mit einem Erreger konfrontiert, und sein Immunsystem reagiert. Das Immunsystem eines gesunden Menschen kann hier ohne Weiteres (zum Teil auch symptomfrei) aufräumen und erlangt durch eine Immunreaktion bezogen auf diesen speziellen Erreger dann eine sogenannte Immunität[2]. Das heißt, er wird wahrscheinlich nie wieder krank durch diesen Erreger[3], und sein Immunsystem kann auch auf eine abgewandelte Form (Subtypen oder Mutationen) entsprechend reagieren[4]. Ein sehr geschwächter Mensch mit schweren chronischen Vorerkrankungen wird solch einen Infekt vermutlich nicht so einfach wegstecken – aber er muss nicht unbedingt daran zugrunde gehen und hat nach der Infektion an Immunität gewonnen. So – etwas simplifiziert dargestellt – funktioniert der Kreislauf von Viren laut den Biologie-Lehrbüchern.

Das aktuelle Beispiel: Die ersten Fälle einer ›Lungenentzündung unbekannter Ursache‹ in der chinesischen Stadt Wuhan wurden

der Weltgesundheitsorganisation (WHO) im Dezember 2019 ge-
meldet [5]. Am 11. März 2020 erklärt der Generaldirektor der WHO
den COVID-19-Ausbruch offiziell zu einer Pandemie durch den
Virus SARS-CoV-2 [6]. Eine PANDEMIE?? Und dann auch noch ein
Virus! Na, wenn das mal nicht zu einer Massenhysterie führt.

Aber was heißt das genau? Infizieren sich wirklich alle Menschen mit diesem Erreger? Und wenn man sich infiziert, folgt der
Tod dann auf den Fersen? NEIN!! Natürlich nicht. Wir schauen
genauer hin …

Eine Pandemie ist laut Robert-Koch-Institut (RKI) eine welt-
weite Epidemie [7]. ›Als Epidemie bezeichnet man eine in einem
bestimmten begrenzten Verbreitungsgebiet auftretende anste-
ckende Erkrankung; eine Seuche, für die typisch ist, dass eine
große Zahl von Menschen gleichzeitig befallen wird‹, so der Du-
den [8]. Es ist aber keinesfalls die Rede von einer tödlichen oder
schwerwiegenden Erkrankung. Ist doch schon mal beruhigend,
oder? Ja, es wird aber auch nicht ausgeschlossen. Gehen wir also
weiter.

Laut Dr. Stefan Lanka gibt es keine wissenschaftliche Studie,
die belegt, dass Viren bei Pflanzen, Tieren und Menschen existie-
ren [9] – ›vielleicht verstecken sie sich hinterm Mond‹ [10]. Aber schenken wir dem allgemeinen Konsens weiter Glauben und nehmen
an, es gäbe Viren, dann ist die Frage immer noch die der Virulenz
bzw. Ansteckungsfähigkeit und Giftigkeit.

Viren werden als Zellparasiten bezeichnet [11], denn laut Theorie
benötigen sie unsere Zellfunktionen, um sich zu vermehren. Außerhalb des Körpers überleben sie nur so lange, bis die Flüssigkeit,
sprich: das Tröpfchen, von dem sie umschlossen sind, ausgetrock-
net ist (also nicht mehr als ein paar Stunden) [12]. Viren sollen in der
Regel eine Hülle haben, in der sich ihr Erbgut befindet – DNS oder
RNS. Auf diesem Erbgut sind alle Informationen, die gebraucht
werden, um mithilfe unserer Zellbestandteile mehr Viren-Partikel

und somit Viren zu bauen. Mit dem Tröpfchen gelangen sie beispielsweise über die Atemwege in den Körper.

Wie hoch der ›Schaden‹ ist, den ein Virus anrichtet, hängt angeblich davon ab, welches Gewebe infiziert wird – von Viren, die die Atemwege befallen, erholen wir uns meist vollständig [13].

Dazu kommt außerdem, dass ein gesundes Immunsystem im Normalfall eine Infektion ohne Probleme abwehren kann – sogar multiresistente Bakterien [14]. Wenn nicht, dann kann es sein, dass derjenige, der vielleicht durch Stress geschwächt ist, krank wird. Na und?! Laut dem RKI-Chef Wieler zeigen vier von fünf mit SARS-CoV-2 Infizierte leichte bis gar keine Symptome und stecken den Infekt ohne Probleme weg [15]. Auch die bei einer alljährlichen Grippe zur Risikogruppe gehörenden Kinder und Schwangeren sollen wenig bis gar nicht betroffen sein – es wird vermutet, dass sie die Erkrankung ohne Symptome durchleben und immun werden [16]. Aus Sicht der Medizin müssten wir froh sein, denn symptomfreie Verläufe gepaart mit Massenansteckung führen zu natürlicher Herdenimmunität. Die Todeszahlen, welche sehr gering sind für eine Pandemie mit einem Killer-Erreger, spiegeln das ebenfalls wider [17] [18]. Bisher starben nur ältere Menschen mit schweren chronischen Vorbelastungen [19].

Laut der Herdenimmuntheorie kann die Ausbreitung einer Infektion gestoppt werden, wenn eine große Anzahl von Menschen immun ist, und je höher der Prozentsatz der immunisierten Personen ist, desto unwahrscheinlicher ist es, dass eine Person mit dem Erreger in Kontakt kommt. (...) Der Schutz der Bevölkerung erfolgt nur, wenn sich Menschen mit einer natürlichen Infektion infiziert haben, und der Grund ist ziemlich trivial, die natürlich kontrahierte Krankheit erzeugt Immunität für das Leben. [20]

So muss man sich unweigerlich die Frage stellen, ob die Maßnahmen und Folgen des Lockdowns – social distancing, Arbeitslosigkeit, Vermummung, Masken usw. – gerechtfertigt oder aber

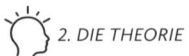

zu verurteilen sind, denn sie haben starke, negative Auswirkungen in Bezug auf die Gesundheit [21] [22].

Fazit in der Annahme, dass ein Erreger Krankheiten verursacht:
→ *Ein pandemischer Erreger muss nicht tödlich sein.*
→ *Nicht jeder infiziert sich mit dem Erreger.*
→ *Nicht jeder Infizierte erkrankt geschweige denn stirbt.«*

So weit die Ausführungen von Dr. Klein von Oktober 2020.

Weiter im Thema. Stellen Sie sich nun einmal Folgendes vor: Ein Mann erfährt nach einem Jahr, dass die geheime Delikatesse, die er damals von einem Gastgeber serviert bekam, aus Katzenfleisch zubereitet war. Der Katzenliebhaber übergibt sich auf der Stelle – obwohl selbstverständlich sein aktueller Mageninhalt nichts mit dem ungewöhnlichen Mahl gemein hat. Ein *Gedanke* hat den Brechreiz ausgelöst.

Merkwürdig ist auch, dass die bakterielle Gastritis durch das Bakterium Helicobacter pylori zwar verursacht wird; doch die Frage, warum das Bakterium, welches unter anderem durch Küssen übertragen wird und somit praktisch bei fast jedem Menschen vorkommt, nicht auch jeden Menschen erkranken lässt, konnte auch durch dessen Entdecker, die Nobelpreisträger Robin Warren und Barry Marshall, nicht geklärt werden. Vielleicht hatte Barry Marshall, der durch einen Selbstversuch mit Helicobacter eine Gastritis hervorrief, etwas außer Acht gelassen? Er war nämlich davon überzeugt, dass er von den eingenommenen Bakterien krank würde. Wenn man dem Bakterium innerlich mit Stressempfinden Tür und Tor öffnet, muss man sich doch nicht wundern, wenn die Krankheit auf dem Fuße folgt!

Apropos Nobelpreis: Die höchste wissenschaftliche Auszeichnung, gestiftet von dem schwedischen Chemiker Alfred

Nobel (1833–1896), scheint im Bereich Medizin zunehmend zum pharmazeutischen Marketinginstrument zu verkommen. Laut Testament des Stifters sollte der Preis »*an diejenigen ausgeteilt werden, die im vergangenen Jahr der Menschheit den größten Nutzen erbracht haben*«. Doch was geschieht? Die Auszeichnung wird missbraucht, um mit Angstmacherei medikamentösen Ablasshandel aus reinem Gewinnstreben zu betreiben. Akademische Weihen werden dafür instrumentalisiert, die Medikation kerngesunder Menschen für notwendig zu erklären, die aufgrund von künstlich erzeugter Angst alles tun, was der Arzt sagt.

So bekam im Jahre 2008 der deutsche Mediziner Professor Harald zur Hausen den Nobelpreis für Medizin für seine umstrittene Arbeit über Papillomviren, die angeblich ursächlich für Gebärmutterhalskrebs sind und neuerdings auch für Hautkrebs verantwortlich sein sollen. Umstritten ist diese Arbeit deswegen, weil die Viren nicht als alleiniger Faktor für das Ausbrechen der Erkrankung ausgemacht werden können. Eine Vielzahl von Umweltfaktoren und biografischen Einflüssen wie etwa Stress, die Nutzung oraler Verhütungsmittel, Rauchen, niedriger Sozialstatus oder mangelnde Hygiene müssen hinzukommen, damit die Krankheit tatsächlich ausbricht. Zudem finden sich längst nicht in allen Tumoren, den Zervixkarzinomen, die vermeintlich krebsauslösenden Viren, sondern nur in weniger als drei Viertel aller Fälle. Doch die vermeintliche Entdeckung reichte aus, um kerngesunde Frauen zu potenziellen Patientinnen zu erklären, und veranlasste viele junge Mädchen, sich mit einem eigenartigerweise zwei Jahre vor der Nobelpreisverleihung gefundenen und bereits in ausreichender Menge hergestellten Impfstoff behandeln zu lassen. Dass dieser Impfstoff laut Presseberichten und Beipackzet-

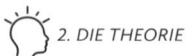

tel starke Nebenwirkungen wie Kopfschmerz, Fieber, Juck-
reiz oder Blutungen hat und längst keine Garantie gegen
die Krankheit bedeutet, stört die Hersteller Sanofi-Aventis,
Merck & Co. und GlaxoSmithKline offenbar nicht – die in
Zusammenhang mit der Impfung gebrachten zwei unge-
klärten Todesfälle wohl auch nicht.

Fest steht:
Wir werden nicht einfach so krank, denn dazu bedarf es
mehr als ein paar kleiner Fremdkörper. Zellulärer Sauer-
stoffmangel und ein Cocktail von Stresshormonen scheinen
die Faktoren zu sein, welche die harmlosesten Substanzen
gefährlich werden lassen können. Kein Arzt bestreitet, dass
Lebensumstände der entscheidende Faktor bei allen Erkrankungen sind – nur behandeln konnte (oder durfte) er
diese Lebensumstände (bislang) nicht. Wenn Ihnen dieser
Gedanke zu abenteuerlich erscheint, so empfehle ich Ihnen
die Bücher »Krebs ist keine Krankheit – Krebs ist ein Überlebensmechanismus« von Andreas Moritz [23] und vor allem
den Dokumentarroman »Ein medizinischer Insider packt
aus«, in dem ein ehemaliger Klinikchef, Prof. Dr. Peter Yoda
[24] (Pseudonym), nach eigener schwerer Krebserkrankung beschließt, schonungslos über die patientenverachtenden Ma-
chenschaften der Medizinindustrie aufzuklären. Ich zitiere:
»Nebenwirkungen sind kein notwendiges Übel einer Therapie,
sondern stellen die eigentlichen Hauptwirkungen dar. Ganz nebenbei dienen sie auch noch dazu, dass Sie entweder noch mehr
Medikamente benötigen oder nicht so schnell gesund werden.«
Zahlreiche Autoren beschreiben Krebs als ein einträgliches
Geschäft, welches von unwissenden Ärzten und der Öffentlichkeit nicht infrage gestellt wird, obwohl der Körper die
Fähigkeit hat, durch Änderung einiger Lebensumstände

schnell und von ganz allein zu heilen. Einhelliger Tenor: Stress macht krank, weil er den Körper vergiftet und an der Arbeit hindert. Dauerstress sorgt für eine Übersäuerung des Körpers. Damit unser Blut nicht durch diese Übersäuerung aus seinem empfindlichen Säure-Basen-Gleichgewicht gebracht wird, greift der Körper zu diversen Hilfsmitteln. Dazu gehören Tumoren und Pilze, die wie säuresaugende Schwämme funktionieren, genau wie Kalkauslösungen aus den Knochen und den Zähnen, um sie in den Gelenken (Arthrose) und Gefäßen (Arteriosklerose) wieder abzulagern. Kalzium neutralisiert Säure, wie Ihnen jeder Forstwirt bestätigen kann, der gegen die Folgen des sauren Regens den Waldboden kalkt. Meine detaillierte Erläuterung des Zusammenhangs zwischen Krebs und Stress hören Sie in meinem Vortrag »Krebs, Stress und Psyche«, den Sie von meiner Webseite www.andreaswinter.de herunterladen können.

Als großer Risikofaktor für diverse Erkrankungen gilt Übergewicht; so kann man sich kaum retten vor immer neuen Ernährungsempfehlungen und -konzepten. Dabei macht es einen riesigen Unterschied für den Stoffwechsel, ob Sie denken, das Naschen von Schokolade sei eine Sünde, oder ob Sie von einem Diät-Instruktor *vorgeschrieben bekommen*, so viel Schokolade zu essen, bis sie Ihnen zum Hals raushängt – in ersterem Falle nehmen Sie zu, in letzterem nehmen Sie ab. Essen Sie mit schlechtem Gewissen, Schuld- oder Schamgefühlen, wird eine Mixtur an Neurotransmittern frei, die auch in der Steinzeit schon zum Fettaufbau führte: Was rar und wichtig ist, halten wir fest. Essen Sie jedoch mit einem Überflussgefühl, also nicht, weil's so lecker ist, sondern weil Sie es als Pflicht für die Gesundheit erachten, so schwinden die Pfunde. Die Speisen funktionieren dann allerdings nicht mehr als »Beruhigungsmittel« und »Kummertrost«.

Genauso verhält es sich mit so gut wie allem anderen, was Sie erleben, zu sich nehmen, einatmen, sehen, schmecken, hören, riechen und fühlen können. Treffen Stresshormone mit weiteren Botenstoffen zusammen, verändert sich die gesamte körperliche Reaktion. Ob Blütenpollen, Katzen-, Hunde- oder Pferdehaare, Hausstaubmilben oder, wie bei der verstorbenen Altkanzlergattin Hannelore Kohl, sogar Licht – alles noch so Harmlose kann Sie krank machen, wenn Stresshormone und ein unverhältnismäßig hoher Anteil an Histaminen mit im Spiel sind. Dabei sind letzten Endes Sie selbst es, der sich immer wieder krank macht! Stresshormone sind wie ein negatives Vorzeichen in einer mathematischen Gleichung. Es verkehrt jede Operation ins Negative.

Die Bedeutung und Behandlung von Stress sind noch nicht einmal neu! Bereits seit dem Jahr 1952 erforschte der amerikanische Psychologe Richard Lazarus (1922–2002) Bedingungen und die Beschaffenheit von Stressreaktionen. Ursprünglich zu militärischen Zwecken begründet, wurde die Stressforschung in den folgenden Jahrzehnten auch auf Fragestellungen des zivilen Lebens ausgeweitet. Bereits Anfang der siebziger Jahre war dann eigentlich durch das sogenannte »transaktionale Stressmodell nach Lazarus« schon alles zu diesem Thema gesagt: Stress ist nicht objektivierbar, sondern abhängig von den psychischen Voraussetzungen des Individuums. Alle Erfahrungen, die ein Mensch macht, verändern die Bedingungen für seine Stressempfindlichkeit. Es gibt keinen absoluten Stress! Was den einen stresst, ist dem anderen gleichgültig oder bereitet ihm sogar Vergnügen. Denken Sie an Bungee-Jumping, Autorennen oder Heavy-Metal-Musik. Oder denken Sie an Briefmarkensammeln, Wiener Walzer und Rauhaardackel – des einen Freud ist des anderen Leid.

Bedeutsam für den Stressgehalt einer Situation sind also nicht die objektiven Merkmale dieser Situation, sondern die Gedanken, Empfindungen und Überlegungen der davon betroffenen Person. Ein Reiz ist nicht deshalb stressend, weil er eine bestimmte Intensität übersteigt, sondern er wird erst durch die unterbewussten subjektiven Wahrnehmungen und Bewertungen dessen, der ihn erlebt, zu einem Stressreiz.

Nach Richard Lazarus verläuft die Stresswahrnehmung in drei Stufen:

1. Stufe: Primäre Bewertung

In dieser Phase wird ein Umweltreiz wahrgenommen und hinsichtlich seiner Gefährlichkeit beurteilt. Je nach Einschätzung kann der gleiche Reiz als schädigend, bedrohend oder, im positiven Sinne, als herausfordernd gesehen werden.

2. Stufe: Sekundäre Bewertung

Hier werden die Chancen, Möglichkeiten und eigenen Fähigkeiten daraufhin beurteilt, wie sie zur Bewältigung der Bedrohung genutzt werden können. Kommt die Person zu dem Schluss, dass sie alle nötigen Fähigkeiten besitzt, die Situation zu meistern, wird das Stressniveau sehr gering ausfallen. Fehlen aber entscheidende Qualitäten, steigt das Stressniveau an, und die Person erwartet eine negative Konsequenz.

3. Stufe: Neubewertung

In der Phase der Neubewertung werden die äußeren und inneren Faktoren abgewägt und zu einer Schlussfolgerung gebracht. Die ursprüngliche Situation wird noch einmal bewertet und die Bewältigungsstrategie evaluiert. Der Lerneffekt dieser Neubewertung fließt dann in die Wahrnehmung kommender Situationen ein.

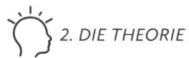

In genau dieser dritten Stufe, der Neubewertung, liegt unsere therapeutische Chance, wie ich noch darlegen werde.

Grundsätzlich wird zwischen zwei Stresstypen unterschieden: positiver Stress (Eustress) und negativer Stress (Distress). Die eigentliche biologische Funktion von Stress ist, durch die Ausschüttung von Stresshormonen im Organismus die Aufmerksamkeit und Anspannung zu erhöhen, um in Gefahrensituationen blitzschnell reagieren zu können. Stress ist somit zunächst ein ganz natürlicher positiver Funktionsvorgang des Körpers, um die Reaktionsbereitschaft und die Leistungsfähigkeit zu erhöhen. Das wichtigste Kriterium für den gesunden Eustress ist, dass das Hormonsystem nach kurzer Zeit wieder normalisiert wird und zur Ruhe kommt. Die durch Eustress hervorgerufene Aktivität mündet in ein Bewältigungsgefühl und nicht in ein Machtlosigkeits- und Überforderungsgefühl wie beim Distress. Das Schlimme am Stress wäre überdies noch nicht einmal die vorübergehende Gereiztheit oder der Schrecken, den wir alle verspüren, sondern wenn durch die permanente Ausschüttung der Stresshormo-

Die Bedeutung des Wortes »Stress«

Stress wird oft irrtümlich für Überforderung, Gereiztheit, Hektik oder Aggression gehalten und daher völlig falsch definiert. Stress ist dabei oft gar nicht bewusst! Wenn etwas, das Sie erleben, eine Anpassung erfordert, sorgt dies für die Ausschüttung von Stresshormonen. Lang anhaltender und somit chronischer Stress, an den man sich gewöhnt hat, ist dabei viel gefährlicher als akuter Stress! Eine akute Situation ist wie ein Baum im Sturm. Hört der Sturm jedoch niemals auf, kann das den Baum dauerhaft verbiegen.

ne Cortisol, Adrenalin und Noradrenalin eine unentwegte Alarmbereitschaft im Gehirn erzeugt würde. Hierdurch werden auf Dauer derart viele neuronale Umstrukturierungen im Gehirn vorgenommen, dass Gelassenheit, Selbstvertrauen und innere Ruhe zu Ausnahmezuständen werden. Dauerzustand hingegen werden Bluthochdruck, Immunschwäche, erhöhte Fettaufbaubereitschaft und chronische Sauerstoffunterversorgung in den vom Stress betroffenen Zellen – was schließlich Tumoren verursacht. Das, was uns alle letztlich krank und anfällig werden lässt, ist Stress! Daher sind wir in Bezug auf Stress auch so empfindlich.

Ein Mensch »checkt« auf ihn einwirkende Reize in Bruchteilen von Sekunden »ab« und sortiert diese in die Schubladen »positiv«, »negativ« und »unbedeutend« ein. Alles, was nützlich, angenehm, befriedigend ist, wird als positiv gewertet, alles was unangenehm, bedrohlich oder überfordernd ist, wird als negativ empfunden. Nach dieser ersten Sortierung erfolgt eine zweite Bewertung – die Situation wird entweder als Herausforderung (»Schaffe ich es, wenn ich mich dem stelle?«) oder als Bedrohung (»Sollte ich lieber aufgeben und flüchten?«) gewertet.

Ob wir die Herausforderung annehmen und die Stresssituation zu einem positiven Ende bringen, ist von unseren individuellen Lernerfahrungen abhängig. Je reifer wir uns fühlen, je eher wir eine Situation als ungefährlich einstufen, desto geringer ist der Einfluss auf unseren Stoffwechsel.

Ein einfaches Beispiel, wie ich den Stress, den eine nervtötende Stubenfliege an meinem Schreibtisch bei mir verursachte, ganz einfach durch Einstellungsänderung zum Verschwinden brachte, finden Sie in meinem Gratis-Videonewsletter auf **www.andreaswinter.de.**

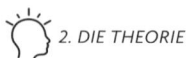

Das Leben zu verändern kann so einfach sein

Warum eine Erkenntnis sich schlagartig und nachhaltig auf unser Verhalten, Empfinden und damit auf die Biografie auswirken kann, lässt sich recht gut anhand des Beispiels vom sogenannten »Ei des Kolumbus« zeigen.

Sie kennen die Geschichte, oder?

»Christoph Kolumbus wird nach seiner Rückkehr aus Amerika während eines Essens bei Kardinal Mendoza im Jahr 1493 vorgehalten, es sei ein Leichtes gewesen, die ›Neue Welt‹ zu entdecken, es hätte dies schließlich auch jeder andere vollführen können. Daraufhin verlangt Kolumbus von den anwesenden Personen, ein gekochtes Ei auf der Spitze aufzustellen. Es werden viele Versuche unternommen, aber niemand schafft es, diese Aufgabe zu erfüllen. Man ist schließlich davon überzeugt, dass es sich hierbei um eine unlösbare Aufgabe handelt, und Kolumbus wird darum gebeten, es selbst zu versuchen. Dieser schlägt sein Ei mit der Spitze auf den Tisch, sodass sie leicht eingedrückt wird und das Ei stehen bleibt. Als die Anwesenden protestieren, dass sie das auch gekonnt hätten, antwortete Kolumbus: ›Der Unterschied ist, meine Herren, dass Sie es hätten tun können, ich hingegen habe es getan!‹

Ursprünglich war die Anekdote vom Ei des Kolumbus von dem italienischen Künstler Giorgio Vasari (1511–1574) auf seinen Landsmann Filippo Brunelleschi (1377–1446) gemünzt worden. Dieser Baumeister soll durch die Lösung des ›Ei-Problems‹ den Auftrag zum Bau der Kuppel des Doms Santa Maria del Fiore erhalten haben. Das würde die Anekdote jedenfalls passend machen, da die Domkuppel in Florenz augenscheinlich an die Form eines Eies erinnert, das an der Spitze aufgestoßen ist.« [25]

Ob diese Anekdote nun wahr ist oder nicht und ob es nun Kolumbus war oder Brunelleschi – hier sieht man jedenfalls, dass eine Erkenntnis innerhalb von Sekunden die gesamte Denkweise über ein Problem verändern kann. Dieses wohlbekannte Phänomen nennt sich auch »Aha-Effekt«.

Und damit haben wir den ersten Schlüssel zur Lösung stressbedingter Symptome: Kinder haben meist keine Möglichkeit, Stresssituationen zu meistern – Aufgabe und Flucht sind für sie daher oftmals das beste Mittel zur Stressvermeidung. Daher weinen Kinder auch vergleichsweise häufig: Sie fühlen sich in Bezug auf die Bewältigung von Problemen machtlos und überfordert (und sind zudem nicht in der Lage, ein Problem einfach hinzunehmen). Doch ausgerechnet in der Zeit der frühen Kindheit entstehen sämtliche unserer Grundmuster der Stressbewältigung, aus denen sich später dann unsere Symptome entwickeln können!

Mit anderen Worten: Mit der Reife eines Kleinkindes versuchen wir, im Leben unsere Probleme zu lösen, aber nur wenn und weil die Stressursachen im Unterbewusstsein verborgen sind. Genau diese Unreife liefert den Grundstoff für Symptome! Sind Stressursachen nämlich ganz offen und bewusst, wenden wir reife, erwachsene Strategien an, wie etwa Klären, Entschuldigen, Aushalten, Polizei oder Versicherung anrufen etc. Mit dem rationalen Horizont und der emotionalen Reife eines Erwachsenen können stressauslösende Situationen emotional neu bewertet und somit in ihrer Bedrohlichkeit neu interpretiert werden! Sich erwachsen fühlen heilt – und das im absolut wörtlichen Sinne, denn positive Gefühle werden durch Neurotransmitter ausgelöst, die als Gegenspieler zu den Stresshormonen arbeiten! Der Münchner Facharzt für Psychosomatische Medizin und Psychotherapie Dr. med. Josef Zehentbauer schreibt in seinem viel beachteten Buch

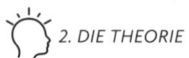

»Körpereigene Drogen«[26] im Kapitel »Ruhig und angstfrei – das körpereigene Valium«: »*Die milliardenschweren Gewinne der Pharmaindustrie würden auf ein klägliches Maß schrumpfen, wenn jeder Mensch sich bewusst wäre, dass er selbst – gewissermaßen kostenlos – in seinem Körper valiumähnliche körpereigene Drogen mobilisieren kann.*« Denn diese Stressgegenspieler sind das einzige Mittel, das wir eigentlich brauchen, damit unser Körper wieder »normal« funktioniert.

Verdeutlichen wir den Aufbau der Grundmuster, die uns unterbewusst ein Leben lang begleiten können, mit einem Blick auf unsere »Kommandozentrale«, die den Stoffwechsel koordiniert: unser Gehirn.

Der Körper und sein General[27]

Erinnern wir uns: Geist und Körper sind nicht eine Einheit, sondern verhalten sich zueinander wie die Software eines Computers zur Hardware. Beide sind in ihrer Entfaltung zwar aufeinander angewiesen, aber in ihrer Existenz voneinander völlig unabhängig und folgen ihren eigenen Gesetzmäßigkeiten. Ein Computerprogrammierer wird seine Software nicht mit Werkzeugen wie Hammer, Schraubenzieher und Lötkolben programmieren; seine Hardware, das sind Bildschirm, Festplatte, Netzteil für die Stromversorgung und Drucker, wird er nicht mit Tippen auf der Tastatur reparieren. Sehen Sie? Genauso verhält es sich bei chronischen Erkrankungen: Medikamente, Skalpelle und Bandagen sind geeignet, um den Körper zu verändern, nicht aber das, was ihn krank bleiben lässt. Doch Sie wissen, wie heutzutage Entzündungen, Geschwüre, Allergien und Gewebsdegeneration behandelt werden. Mit Cremes, Tinkturen, Spritzen und Pillen! Damit ist jeder 15-jährige Computerfreak in seinem Verständnis des Verhältnisses von Körper und Geist weiter als ein studierter Arzt der alten Schule, der eigentlich wissen müsste, dass menschliches Verhalten und Empfinden durch Informationen gesteuert werden.

Informationen, also elektromagnetische Impulse, die vom menschlichen Organismus auf bewusster oder unterbewusster Ebene verarbeitet werden, bezeichne ich als Gedanken und unterscheide dabei nicht zwischen Gedanken und Gefühlen, sondern sage: Gefühle sind komplexe oder reichhaltig vernetzte Gedankenimpulse, also riesige Datenmengen im Gehirn. Durch diese Informationen können Bereiche des Körpers (Muskeln, Drüsen) über Nervenfasern angesteuert werden. Ich behaupte: Einem psychosomatischen Prozess liegt schlicht und einfach eine Information zugrunde. Diese ist zuweilen derart komplex, dass sie nur unbewusst, also nur auf der Zellebene und nicht im Bewusstsein erfasst werden kann und sich somit körperlich auswirkt. Der Ausstoß von chemischen Botenstoffen, den Neurotransmittern, wird durch solche Informationen angeregt. Um genau zu verstehen, wie Gedanken unseren Körper beeinflussen, müssen wir zunächst einmal wissen, was das »Programm Psyche« ist und nach welchem Schema es eigentlich arbeitet.

Bleiben wir bei der Vorstellung von der Psyche beim Bild von der Software eines Computers. Nur wenige Programmroutinen werden für den Nutzer sichtbar ausgeführt, die meisten Befehle wirken im Hintergrund. Es heißt, dass nur etwa 0,3 bis drei Prozent unserer Gedanken ins Bewusstsein dringen. Dennoch steuert der unterbewusste Bereich unser Verhalten sehr wirksam. So kann der Gedanke an ein lustiges Erlebnis einen Menschen kurz lächeln lassen; und nur der Gedanke daran, wie Sie an einem heißen Sommertag ein Glas sauren Zitronensaft schlürfen, kann bei Ihnen etwas Speichelfluss erzeugen. Entdecken Sie eine tote Kakerlake in dem Rosinenbrötchen, das Sie gerade verspeisen, bildet sich möglicherweise ein Herpes-Bläschen auf Ihrer Lippe. Sehen Sie Ihren Partner ausgiebig gähnen, werden Sie mit großer Wahrscheinlichkeit ebenfalls gähnen – eine messbare körperliche Wirkung, hervorgerufen durch Gedanken.

Und Sie haben richtig gelesen: Das Unterbewusstsein ist die Hauptinstanz, die unser Verhalten steuert – und nicht der bewusste Verstand. Unsere Psyche arbeitet präzise, aber im Verborgenen. Hiermit wird hoffentlich deutlich: Das Benutzen des Begriffes »Psyche« bedeutet keineswegs, dass mit jemandes Zurechnungsfähigkeit etwas nicht stimmt, so wie dies irrtümlich von der Allgemeinheit noch immer unterschwellig verstanden wird; sondern »psychische Wirkung« heißt in diesem

Zusammenhang, dass elektromagnetische Impulse des Nervensystems Urheber einer Verhaltens- oder Empfindensveränderung sind, die sich durchaus körperlich niederschlagen kann. Die Psyche ist gewissermaßen das Steuerungsprogramm eines Menschen, ebenso wie bei einem Computer, dessen Hardware zwar aus Kunststoff und Metall besteht, aber zusätzlich ein Programm braucht, um überhaupt zu funktionieren. »Psychisch« bedeutet also: ursächlich und in Wirkungsweise auf psychische Prozesse bezogen – im Gegensatz zu körperlichen Prozessen, wie etwa Unfall, Feuer oder chemische Einflüsse von außen. Ein psychischer Prozess kann somit ein Empfinden oder Verhalten auslösen, ohne dass hierfür äußere körperliche Einflüsse notwendig sind.

Nach welchem Schema dieses Programm »Psyche« abläuft, ist dabei nicht einmal so schwer zu verstehen. Die Psyche des Menschen tickt nämlich bei allen gleich und hat nur ein einziges Bestreben, das ich den *»Algorithmus der Psyche«* nenne. Der Begriff Algorithmus entstammt der Mathematik und bezeichnet eine *Berechnungsvorschrift zur Lösung eines Problems*. Dieses Bestreben der Psyche lautet:

**maximale körperliche und psychische Entfaltung
der eigenen Absicht bei minimalem Leid.**

Wir alle wollen unsere Absichten verwirklichen und dafür den geringsten nötigen Widerstand erfahren – denn dieser bedeutet Stress. »Machtgewinn« oder »Entwicklung bei größtmöglicher Sicherheit« könnte man das auch nennen. Fühlen wir uns daran gehindert, reagieren wir. Damit neigt die Psyche, wie jedes Programm, dazu, sich in der Realität niederzuschlagen (zu manifestieren). Eine subjektiv empfundene »Machtlosigkeitserfahrung« hindert die Psyche an der Entfaltung und ist somit das Letzte, was sie hinnimmt, denn *machtlos* in diesem Sinne ist gleichbedeutend mit *lebensunfähig*. So haben Untersuchungen ergeben, dass etwa 50 Prozent aller Altenheimbewohner etwa sechs Monate nach Einzug sterben. Es liegt nahe, dass die enorme Umstellung der Lebensumstände einen Hinweis auf die hohe Sterblichkeit gibt: Nicht nur Orientierungslosigkeit durch die ungewohnte Umgebung, sondern vor allem der massive Verlust an Selbstbestimmtheit könnten der Anfang vom Ende sein, denn je nach Altenheim haben die Bewohner keinen Einfluss mehr auf ihre Lebensgestaltung; weder darauf wann, was und wie viel sie essen, trinken oder fernsehen, noch wann und wie lange sie schlafen oder aufbleiben. Auch die Erfahrung des »Abgeschobenseins« ist in gewisser Weise ein Machtverlust, denn die Absicht eines jeden Menschen ist die Erhaltung seiner sozialen Wertigkeit. Angesichts dieser Machtlosigkeit ist es absolut verständlich, wenn die Psyche »beschließt«, sich von ihrem »Vehikel«, dem Körper, baldigst zu »trennen«. Auch das sollten Sie bedenken: Das Schlimmste, was der Psyche passieren kann, ist nicht der körperliche Tod, sondern der *Verlust der Kontrolle* über das Leben. Somit erklärt sich plötzlich jeder Suizidversuch eines Menschen damit, dass er versucht, die Kontrolle über seine Existenz zu behalten. Ebenso zeigt Ihnen jeder Multiple-Sklerose-Patient auf unterbewusster psychosomatischer Ebene, dass er lieber vollkommen versteift, als sich weiterhin herumkommandieren zu lassen. »Fleischgewordener Trotz« nenne ich diese Erkrankung, eine Bezeichnung, die bislang noch kein MS-Patient ernsthaft von sich weisen konnte.

Wenn also ein Erlebnis durch unüberwindbaren Stress zu einer enormen Machtlosigkeitserfahrung wurde, so wird dieser Eindruck zu einem Bestandteil eines konflikthaften Verhaltensmusters. Dieses Muster wird früh angelegt und möglicherweise erst nach Jahren »geweckt«. Denn unser interner Datenspeicher reicht weit über unser bewusstes Erleben hinaus.

Erinnern ist leichter als Vergessen

»*Unser Gehirn ist ein Wunderwerk. Es speichert alles und vergisst nichts – das ist ja unser Problem!*«, sage ich oft zu Beginn meiner Vorträge. Ein Problem insofern, als unser Gehirn seine Daten ja nicht stets im Bewusstsein präsent hat und zudem auch »leider«, wie wir sehen werden, die relevanten Daten reichhaltiger neuronal verschaltet werden. Also Dinge, die für uns wichtig sind, verschalten im Gehirn mehr als Unwichtiges. Diese Erfahrungen belegen folglich nicht nur mehr Speicher im Gehirn, sondern erzeugen zudem auch größere Reaktionen im Fühlen und Verhalten. Und was hat für uns die größte Bedeutung? Gefahr! Ohne Glücksgefühle ist das Leben vielleicht nicht angenehm, es kann aber durchaus lang sein. Doch in Gefahr kann unser Dasein sehr schnell beendet sein. Deshalb merken wir uns Dinge, die Stress erzeugen, um ein Vielfaches gründlicher als Dinge, die neutral sind oder sogar Freude auslösen. Doch letztlich wird alles abgespeichert und ist somit auch erinnerbar.

Sobald Sie einen Geruch aus Ihrer Kindheit erschnuppern, etwa frische Waffeln, das Parfüm Ihrer Großmutter, den Pfeifentabaksqualm der Stammmarke Ihres Großvaters oder den Duft von frischem Heu aus Ihren ersten Sommerferien, erinnert sich Ihr Gehirn schlagartig an die Situation. Erinnern ist für unser Gehirn sogar wesentlich leichter als Vergessen. Da unser Gehirn allerdings kein Heimcomputer ist, auf welchem alles jederzeit sofort abrufbar ist, sortiert es seine Daten nach einem speziellen Muster. Um etwas zu vergessen, muss das Erfahrene wirklich extrem uninteressant sein – und noch nicht einmal dann werden die geistigen Spuren gelöscht. Das Meiste, das uns vergessen scheint, ist also entweder für den Erlebenden völlig irrelevant oder aber es ist verdrängt. Zum Verdrängen gehört aber eine gehörige gedankliche Leistung des Gehirns. Verdrängt werden nur die Inhalte, deren Aufrufen eine akute emotionale Gefahr ohne Ausweichmöglichkeit, also Stress, bedeutet. Je gefährlicher uns eine Erinnerung erscheint und je machtloser wir ihr gegenüberstehen, desto mehr wird diese in eine »Top-Secret«-Schublade gesteckt – bis sie womöglich durch einen Reiz, der wie ein Schlüssel für diese Schublade wirkt, wieder geöffnet wird. Dies ist die Funktionsweise einer sogenannten Re-Traumatisierung. Erinnerungen, die zu viel Stress erzeugen, ohne dass sich hierfür eine einfache Möglichkeit der Lösung ergibt, werden oftmals einfach verdrängt. Sie sind scheinbar vergessen, lösen aber bei Erinnerung eine Reaktion aus.

So kann beispielsweise der Anblick einer engen Aufzugkabine einige Menschen unterbewusst an den Stress während einer Geburt unter Sauerstoffnot erinnern und somit die gleiche Angst auslösen, die der Betroffene damals als Neugeborenes hatte. Auch der Anblick eines Unfalls, eine Kinofilmszene mit Tierquälerei oder einer Vergewaltigung sowie die bloße Erzählung eines schrecklichen Ereignisses können eine verdrängte traumatische Erinnerung »antriggern«, also ein Gefühl wachrufen und somit eine körperliche Reaktion auslösen. Das klassische Beispiel, die Bildung eines Herpesbläschens, nachdem der Betroffene etwas Ekelerregendes gesehen hat, erwähnte ich ja schon. Menschen, die als kleine Kinder den Schrecken des Krieges erlebt haben, bekommen nicht selten beim Krachen von Silvester-Böllern allgemeine Angstzustände mit Herzrasen, beschleunigter Atmung und Zittern. Ebenso wirkt das Läuten der Schulglocke zur Pause nach einer anstrengenden Unterrichtsstunde erleichternd.

Wir sprechen hier also wieder von *Steuerungsbefehlen*, aufgrund derer ein Körper krank, aber auch gesund werden kann. Traumatisierungen müssen somit weder lange dauern noch über Jahre wiederholt werden, um ein Symptom zu erzeugen. Ein einziger Eindruck kann reichen, um auf körperlicher Ebene etwas zu bewirken, das sich immer deutlicher ausprägt. Je größer die emotionale Einflusstiefe (der emotionale Impact, wie ich es nenne) auf den Menschen ist, desto reichhaltiger sind die daraus resultierenden neuronalen Verschaltungen und desto größer ist die Verhaltensänderung.

Wenn es uns also in der Praxis gelingt, eine Erkenntnis hervorzurufen, die die gleiche emotionale Eindruckstiefe hat wie das Ursprungstrauma, und sich hieraus eine einfache Verhaltensalternative ergibt, verändert sich schlagartig das pathologische Verhaltensmuster. Der Effekt: Psychosomatische Krankheiten heilen, psychische Störungen verschwinden – nachhaltig, ohne Nebenwirkungen und Rückfall.

Hierzu ein Beispiel: Iris, eine Frau Ende vierzig, litt unter starken Selbstzweifeln. Sie fühlte sich in ihrem Leben stets hin- und hergerissen zwischen dem, was sie wollte, und dem, was sie glaubte zu sollen. Iris fiel durch extreme Hilfsbereitschaft und durch ihr recht wenig feminines Äußeres auf. In einer leichten Trance wurde ihr klar, dass der überaus strenge Großvater väterlicherseits den starken Wunsch nach einem Enkelsohn geäußert hatte und über die Geburt einer Enkeltochter zutiefst enttäuscht gewesen war. Im Laufe der Kindheit wurde dieses Gefühl, allein durch die Existenz und das Geschlecht versagt zu haben, immer wieder bestätigt. Ich gestaltete mit viel Einfühlungsvermögen und Erfahrung einen Dialog zwischen mir als »Vertreter« von Iris sowie dem Opa, in dessen Rolle ich meine Kundin mittels Hypnose versetzte: In diesem Dialog überzeugte ich (beziehungsweise »Iris«) »ihn« davon, dass er mit seinen Erwartungen an das Kind unrecht gehabt habe und für das Unglück seiner Enkeltochter verantwortlich gewesen sei, obwohl er doch eigentlich wollte, dass aus dem Kind ein guter Mensch werde. Hierdurch war die echte Iris zutiefst ergriffen und konnte so den großväterlichen Fremderwartungen ihre neue Erkenntnis entgegensetzen. Infolgedessen veränderte sich nicht nur ihr Empfinden und Verhalten, sondern sogar ihr Äußeres deutlich zum Positiven.

Und genau hier offenbart sich ein weiterer ideologischer Kraftakt für Sie: Wir müssen nicht nur akzeptieren, dass wir ein Unterbewusstsein haben, das mit weit über 90 Prozent den größten Anteil der »Datenverarbeitung« einnimmt, sondern auch dass die unterbewussten Gedanken zudem logisch und präzise sind! Wir sind uns unserer Gedanken nicht bewusst, diese aber steuern unseren Körper und unser Verhalten, und das auch noch intelligent und nachvollziehbar! Doch genau damit tun wir uns fast alle so unglaublich schwer. Lieber schlagen wir uns dreimal am Tag mit der flachen Hand vor den Kopf und schimpfen, wie dumm wir doch wären, weil wir mal wieder den Haustürschlüssel vergessen haben, uns die Suppe angebrannt ist oder wir beim Einparken das Auto beschädigt haben. Wir fluchen über unsere »unzuverlässige« Verdauung, jammern über Kopfschmerzen und rennen wegen einer Katzenhaarallergie zum Arzt, obwohl Katzenhaare an sich keinen Menschen der Welt krank machen können. Wir, das »Wunderwerk der Evolution«, die »Krone der Schöpfung« fühlen uns hilflos wie Kleinkinder, obwohl wir das mächtigste Wesen der Erde sind. Wie kommt das eigentlich?

Symptomgenese

Den Schlüssel zu dieser Antwort finden wir in unserem Gehirn: Unsere Symptome sind keine Krankheit und keine Dummheit – sie sind sehr intelligente Schutzkonzepte, die jedoch aus der frühesten Kindheit stammen. Selbst wenn eine Symptomatik, wie etwa eine Allergie, eine Klaustrophobie oder eine der gefürchteten »unheilbaren« Krankheiten, erst im dritten, vierten oder fünften Lebensjahrzehnt ausbricht, so ist der Ursprung doch sehr viel früher zu finden. Um zu beschreiben, wie solche psychischen und psychosomatischen Symptome zustande kommen, muss ich folglich etwas ausholen:

In den ersten 36 Monaten des Lebens (ab Zeugung) verfügt der Mensch über keinerlei rationales und zeitliches Erfassungsvermögen. Weder Zukunft noch Vergangenheit fließen in die kontextuelle Orientierung des Kindes mit ein. Begriffe wie »morgen«, »gleich« oder »vorhin« sind noch bedeutungslos. Bis die zeitlich-kontextuelle Wahrnehmung sich zu entwickeln beginnt, werden beispielsweise auch momentane Gefahren als absolute und andauernde Gefahren empfunden. *Emotionales Erleben wird stets als Gegenwart empfunden.* Was es nicht wahrnimmt, existiert für das Kind nicht. Gestützt wird diese Beobachtung durch die Forschung verschiedener Entwicklungstheoretiker.

Sicherlich einer der bekanntesten ist der Pionier der Entwicklungspsychologie, der Schweizer Psychologe Jean Piaget (1896–1980). In seinem theoretischen Modell der kognitiven Entwicklung beschreibt er, dass ein Kind vor dem zweiten Lebensjahr (ab Geburt) noch nicht in der Lage ist, Gegenstände außerhalb seines Sichtfeldes zu vermuten. Es hat keine sogenannte Objektpermanenz, das bedeutet: aus

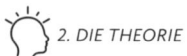

den Augen, aus dem Sinn. Im Umkehrschluss heißt das aber: Was erlebt wird, ist permanent präsent. Zur Erinnerung: Ein Kind hat kein teleologisches (zeitlich nach vorn gerichtetes und absichtlich aufrufbares) Bewusstsein! Alles Erlebte wird im verborgenen Unterbewusstsein abgespeichert. Deshalb werden genau in dieser Zeit unterbewusst Verhaltensmuster aufgrund von Erlebnissen und Erfahrungen gebildet, die ein Leben lang aufrechterhalten bleiben können.

Ein Kleinstkind nimmt seine Umwelt rein emotional wahr – nicht rational. Da Gefühle stets als gegenwärtig empfunden werden, glaubt ein Kleinkind, seine Erlebnisse dauerten ewig – es kennt noch keine Zukunft, kein Vergehen, kein Abwarten. Deshalb weinen Kinder auch oftmals so herzzerreißend, wenn ihnen etwas Angst macht oder wehtut. Sie empfinden diesen Zustand als ewig andauernd. Dies bedeutet folglich: Macht ein Kind innerhalb genau dieser drei Jahre traumatische Erfahrungen – dazu gehören bereits Schwangerschafts- und Geburtskomplikationen genauso wie frühkindliche Krankenhausaufenthalte oder schmerzhafte Erlebnisse –, so bildet sich hierdurch beim Kind eine besonders hohe Sensibilität für potenzielle Gefahrensituationen aus. Hier liegt der Ursprung von Traumatisierungen. Nicht später! Die Wochen um die Geburt herum scheinen hierbei der Zeitraum zu sein, in welchem die Sensibililtät für empfundene Lebensgefahr am höchsten ist! Gefahren haben deshalb generell in unserer Wahrnehmung einen höheren Stellenwert als gute Nachrichten, weil ein Mensch ohne besondere Positivmeldungen zumindest überleben kann – in Gefahr ist dies rasch fraglich.

Bis ins dritte Lebensjahr hinein verfügt ein Kind noch nicht im Geringsten über die kognitiven Fähigkeiten, die uns Menschen so erfolgreich Erlebtes verarbeiten lassen, aber dennoch – und das ist das Tragische – merkt sich das kindliche Gehirn alles, was es erlebt, und es vergisst nichts – schon gar nicht die angstmachenden Dinge. Im Zeitraum von rund drei Monaten um die Geburt herum scheint die Sensitivität für Traumatisierungen sogar am höchsten zu sein.

Doch bereits in der dritten Schwangerschaftswoche – zu dieser Zeit weiß eine Mutter meist noch gar nicht, dass sie überhaupt schwanger ist – beginnt unser Herz zu schlagen, und unsere ersten Nervenzellen entwickeln sich. Mit Letzteren sind wir in der Lage, chemische Unterschiede aus dem mütterlichen Blut in unserer Umgebung zu registrieren. Allerdings gibt es in der Gebärmutter noch nicht allzu viele spürbare Unterschiede – es ist für den Follikel immer einigermaßen gleich warm und gleich dunkel. Doch ab diesem Zeitpunkt ist der kleine Zellknubbel, der zweieinhalb Wochen später unser Nervenzentrum ist, bereits in der Lage zu spüren, ob sich Stresshormone, Glückshormone, Schlafhormone oder etwa Drogen in seiner Umgebung befinden. Das Kind tritt in Interaktion mit dem mütterlichen Körper. Es beginnt, im weitesten Sinne, zu *denken*! Nach etwa weiteren sechs Wochen nennt man diesen kleinen »Haufen« von Nervenzellen, der sich stetig weiterentwickelt, bereits »Gehirn«.

Im Alter von etwa fünf Monaten bekommt der Fötus sogar eine ganz genaue Vorstellung davon, ob er im Bauch willkommen ist oder etwa ungewollt. Er braucht sich lediglich beim mütterlichen Organismus bemerkbar zu machen, etwa indem er sich herumdreht oder von innen gegen Mutters Bauchdecke tritt. Das tut das Kind ab diesem Zeitraum für gewöhnlich und bekommt darauf die Antwort seiner Mutter in Form von Neurotransmittern, die durch die Nabelschnur direkt zum embryonalen Gehirn rasen und ihm die gleichen Gefühle ermöglichen, die seine Mutter empfindet. Entweder sie freut sich, ihr Kind zu spüren, dann bekommt dieses einen Endorphinstoß, der als Glücksgefühl wahrgenommen wird, oder sie ist verzweifelt, weil sie gar kein Kind will; dann spürt der Embryo einen Adrenalinstoß. Dieses Stresshormon wird von einem Ungeborenen fast wie ein Stromschlag empfunden. Wenn das Kind diese Erfahrung ein paar Mal gemacht hat, ist es darauf konditioniert, dass es beim Versuch, sich bemerkbar zu machen, Stress empfindet. Depressionen und Introvertiertheit nehmen somit ihren Ursprung bereits vor der Geburt, bedingt durch die sich zunehmend ausbildende Verschaltungsfähigkeit, »Intelligenz« genannt.

Wenn Sie also ein Kind gezeugt haben, dann seien Sie als Mutter vorsichtig mit dem, was Sie dem Kind gegenüber empfinden, und dem, was Sie überhaupt empfinden. Das Beste wäre, Sie vermeiden angstmachende Situationen während der gesamten Schwangerschaft. Allein die Besorgnis eines unerfahrenen Arztes kann eine junge Mutter derart unter Stress setzen, dass das Kind vorzeitig die Wehen auslöst. Ich kenne zahlreiche Fälle von Müttern, denen der Arzt während der Schwangerschaft Angst gemacht hat, ihr Kind könne behindert sein. Das Resultat: Eine starke Angst vor Kontrollverlust begleitete diese so traumatisierten Menschen – bis zu dem Zeitpunkt, wo wir die Ursachen aufgedeckt und neu emotional bewertet haben. In den Kriegsjahren 1944/1945 sind nach Fliegeralarmen oftmals Kinder frühzeitig zur Welt gekommen. Zur Erklärung sollte man wissen, dass die Geburt tatsächlich mittels eines chemischen Signals vom Embryo veranlasst wird und nicht vom mütterlichen Organismus.

Das Baby registriert, wann seine Entwicklungsmöglichkeiten in seiner bisherigen Umgebung erschöpft sind, und entscheidet, sein Dasein an einem anderen Ort fortzusetzen. Ich begreife das embryonale Auslösen der Geburt als eine Art Selbstmord. Der Embryo hat selbstverständlich keine Todesabsicht, aber die hat ein Suizidaler ebenso nicht. Er will lediglich die Bedingungen des Jetzt verändern und nimmt dafür alles in Kauf. Die Geburt ist damit, so zeigt sich in der täglichen Praxis durch Befragung in Hypnose, ein notwendiges Übel, das man nicht noch verschlimmern sollte. Doch genau das geschieht in den zivilisierten Ländern zumeist. Hierdurch wird oft bereits den kleinen Neuankömmlingen in unserer Gesellschaft ein Trauma bereitet, welches man mit psychologischen Analyseverfahren noch bis ins hohe Alter nachweisen kann. Der Charakter mit all seinem Konfliktpotenzial entstammt quasi unserer frühesten Kindheit. Die meisten unserer Verhaltensmuster werden in dieser Zeit unterbewusst entworfen – und damit ebenso unsere potenziellen Symptome.

Viele Menschen sind zunächst überrascht, wenn ich ihnen erkläre, dass sie als Kind in den ersten drei Jahren des Lebens ab Zeugung Erlebtes rein emotional erfahren haben und daher keinerlei zeitliches Einordungsvermögen hatten. Die Konsequenz, dass Bedrohliches als »Situation von ewiger Dauer« abgespeichert wird und somit ein Angstmuster erzeugen kann, verblüfft viele, wenngleich sie den meisten Klienten einleuchtet. Da dieses Ur-Trauma vom Kind als Stresssituation der Lazarus'schen Stufe 1 (bedrohlich) bewertet wird und völlig unterbewusst verschaltet wird, kann es ein Leben lang durch entsprechende Trigger, also Erinnerungen, die die gleiche körperliche Stresssituation auslösen wie während des Ursprungserlebnisses, aufgerufen werden.

»Genau das ist ja der Grund, warum Angehörige immer so ratlos sind, wenn sie sehen, wie bei einem erwachsenen Menschen durch einen harmlosen Fahrstuhl, eine bevorstehende Flugreise oder einen Zahnarzttermin eine überschießende Panikreaktion ausgelöst wird«, erkläre ich dann.

Ein Erwachsener empfindet Situationen mit einem ganz anderen kontextuellen Verständnis als ein Kleinkind – er weiß, dass Dinge einfach wieder vorbeigehen und man sie einfach aushalten kann. Ein Kind weiß das nicht. Dinge, bei denen ein Erwachsener nur gelassen mit den Achseln zuckt, erscheinen einem Kind wie eine lebensbedrohliche Katastrophe – und umgekehrt: Dinge, bei denen ein Kind glaubt, sein Leben wäre nun zu Ende, empfindet ein Erwachsener als überschaubare Lappalie.

Da die Logik der Symptome aber auf der Reife und der »Macht« eines Säuglings oder Kleinkindes basiert, welches sich vor der Wiederholung einer Traumatisierung schützen will und dieses Schutzmuster folglich im Unterbewussten konzipiert, wird ein Symptom immer deutlicher und stärker, je öfter die zu vermeidende Befürchtung eintritt. Je öfter ein Mensch re-traumatisiert wird, desto schlimmer wird seine Krankheit.

Wenn Sie einfach nur Symptome bekämpfen, fürchtet der Mensch unterbewusst den Verlust seines Schutzkonzeptes – und das Symptom wird verschlimmert! Wenn ein Mensch sich mit dem unterbewussten permanenten Einziehen seines Kopfes zwischen den Schulterblättern vor Bedrohung durch Autoritäten zu schützen versucht, werden die daraus resultierenden Nackenmuskelschmerzen immer größer, je öfter er sich durch entsprechende Mustervertreter der Ur-Autorität bedroht fühlt. Nimmt der Patient nun Schmerzmittel, wird er bei entsprechender Re-Traumatisierung keinen natürlichen, schmerzbedingten Schutz vor übersteigerter Muskelkontraktion verspüren und infolgedessen die Muskeln überdehnen und die Kontraktionen auf andere Muskelgruppen im Hals- oder Schulterbereich ausweiten – bis letzten Endes der ganze Buckel krumm wird. Ich hatte einen Klienten, bei dem genau dies beobachtbar war. Erst als die Angst vor Ablehnung und bevormundender Dominanz von Autoritäten aufgelöst war, verschwand der Schmerz, entspannte sich die Muskulatur, und die Körperhaltung normalisierte sich.

Meiner Erfahrung nach hat eine Angst vor Kontrollverlust (das ist »die Mutter aller Ängste«, da die Kontrolle über das Leben die höchste Priorität für die Psyche hat) ihren Ursprung immer in der Kindheit und kann sich völlig unterschiedlich in diversen Schweregraden ausprägen. Auch zieht dieses auf Angst basierende Verhaltensmuster nicht automatisch eine Gier nach Katastrophen nach sich – das Gegenteil kann ebenso eintreten: Der Mensch legt seine »Scheuklappen« an und hält sich fern von allem, was abenteuerlich, riskant und gefährlich sein kann – nachdem sein unterbewusstes »Radar« ihn davor gewarnt hat.

Zur Verdeutlichung: Ein Erlebnis, welches den gleichen Kriterien entspricht wie die allererste erlebte Erschütterung der Sicherheit, das Ur-Trauma, kann ein solches verschüttetes Trauma »antriggern«, also wachrufen und damit das seit Jahren angelegte Angstmuster zur Ausprägung bringen. Daher fürchten sich Kinder oftmals in Situationen, in denen wir Erwachsene keinerlei Gefahrenanzeichen wahrnehmen können. Viele Jahre später arbeitet das unterbewusste Muster zur Gefahrenabwehr noch immer zuverlässig und erzeugt bei einem Erwachsenen die gleichen körperlichen Angstgefühle wie damals in der Kindheit.

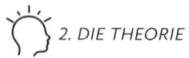

Die Angst vor Kontrollverlust wird ein Mensch allein dadurch los, dass er sich drei Umstände *auf emotionaler Ebene* bewusst macht:

❶ Die Gefahrensituation, die zu der Angst geführt hat, hätte einen Erwachsenen nicht im selben Maße geängstigt.

❷ Bei erneuter Gefahr könnte ein Erwachsener entsprechend reagieren oder die Situation aushalten.

❸ Das Schlimmste, was einem Menschen passieren kann, ist nicht der Tod, sondern der Verlust der Kontrolle über das Leben. Doch Angst schützt hiervor nicht, denn Angst schränkt die Entscheidungsfreiheit – und somit die Kontrolle – ein.

Wir werden im praktischen Teil des Buches diese Überlegungen noch eingehender besprechen, denn sie sind die Basis zum therapeutischen Hauptwerkzeug, dem »Reframing«, mit dem Angst aufgelöst wird. Das Wort »Angst« hat übrigens denselben Wortstamm wie der Begriff »Enge« (indogermanisch: angh = einengen, zusammenschnüren). Perinataler Stress, der durch die Enge bei der Geburt erzeugt wird (meist ist es die damit einhergehende Sauerstoffschuld beim Baby sowie die postnatale Erfahrung von Fremde und Kälte), ist das hauptverantwortliche Ur-Trauma bei Menschen. Enge Fahrstühle erinnern an Geburtskomplikationen, Spritzennadeln rufen dieselben Gefühle wie bei der ersten Blutentnahme wenige Minuten nach der Geburt oder bei Impfungen wach; hohe Brücken und Schwimmbadsprungtürme triggern das Gefühl an, welches ein Baby hat, wenn es von einem fremden Menschen an den Füßen hochgehalten und ihm auf den Po geschlagen wird, nur damit es seinen ersten Atemzug macht. Man kann sich diesen Zusammenhang auch umgekehrt vorstellen: Jemand, der nicht weiß, was das rote Licht einer Ampel bedeutet, wird sich wundern, dass alle anderen davor stehen bleiben.

Konditionierung

Und damit sind wir im Bereich der Reiz-Reaktions-Verknüpfungen oder auch Konditionierungen. Das Prinzip der Konditionierung lässt sich recht einfach beschreiben:

Sie nehmen etwas wahr (etwa einen kleinen Stromschlag), auf das Sie mit dem unbeschreiblichen Gefühl eines Elektroschocks (starkes Unwohlsein und Erregtheit) reagieren, und zeitgleich etwas Bestimmtes, das Ihnen bislang völlig gleichgültig war (vielleicht das Wort »Zick«). Je öfter das geschieht, desto eher glauben Sie, dass das bislang Gleichgültige Ihr Gefühl erzeugte: Das heißt, Sie zucken zusammen, wenn Sie nur das Wort »Zick« hören. Durch das ständige Zusammentreffen beider Reize wird die emotionale Bedeutung des ersten Reizes einfach auf einen weiteren Reiz ausgeweitet. So kommt es dann, dass Menschen tatsächlich glauben, Zigarettenrauch würde das Ausschütten von Glückshormonen erzeugen, obwohl ihnen jeder Nichtraucher beim Einatmen von Qualm etwas husten würde und somit bestätigt, dass nicht der Qualm glücklich macht. Der Raucher ist darauf konditioniert, dass Rauchen offenbar nur Erwachsenen erlaubt ist und in kleinen Pausen stattfindet: Er fühlt sich, sobald er qualmt, frei von Erwartungsdruck.

Nun zeigt sich: Wir sind voller Konditionierungen. Beispielsweise bekommen fast alle Menschen einen Adrenalinstoß, wenn man sie anschreit – dabei ist eine laute Stimme keinesfalls bedrohlich, wie jeder, der schon einmal einen Operntenor live singen gehört hat, bestätigen kann. Das eigentlich Bedrohliche an einer lauten Stimme haben Menschen oftmals bereits im Mutterleib erfahren, wenn die eigene Mutter von Eltern, Partnern oder jemand anderem angeschrien wurde. Mütterliche Stresshormone werden zeitgleich mit der

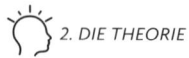

lauten Stimme, die das Kind im Bauch ja deutlich vernimmt, ausgestoßen – und das auch nur, weil früher bei der Kindeserziehung nicht nur geschrien, sondern auch geschlagen und verletzt wurde. So differenziert und so nachhaltig können sich Konditionierungen auswirken.

Weitere Beispiele für erlernte Reiz-Reaktions-Paare: Orale Stimulation und Mutterliebe werden so lange verknüpft, bis das Kind tatsächlich glaubt, ein Schnuller im Mund würde beruhigen, und womöglich bis zum Lebensende das Gefühl hat, bei Stress durch Einsamkeit oder Hilflosigkeit Appetit zu bekommen und etwas essen zu müssen – selbst wenn der Körper bereits ein Übergewicht mit sich herumträgt. Eine Wespe oder Biene braucht uns nur einmal zu stechen, oder überbesorgte Eltern wedeln aufgeregt rufend mit einer Zeitung herum und warnen das nichtsahnende Kind – schon werden wir bereits beim Anblick einer völlig harmlosen gelb-schwarzen Schwebfliege oder Hummel ängstlich.

Nun wissen Sie, dass Sie im Umgang mit lernfähigen Kindern sehr behutsam sein müssen, da diese nach kurzer Zeit automatisch davon ausgehen, dass A und B zusammengehören. Die Konditionierung ist leider ein unglaublich mächtiger Faktor beim Erlernen von Verhaltensweisen – sie begleiten einen Menschen oftmals ein Leben lang bis zum Ende. Daraus resultierende Verhaltensmuster nehmen ihren Ursprung in der Kindheit und werden durch Wiederholung, Bestätigung und tiefe emotionale Eindrücke verstärkt und unterbewusst auf weitere Reize generalisiert.

In Zusammenhang mit Stress lassen sich Konditionierungen übrigens wesentlich effektiver, nachhaltiger und schneller schaffen als mit Glücksgefühlen – das korrespondiert mit dem, was ich schon weiter oben erwähnte: Stress hat eine höhere Relevanz für uns. Solche unterbewussten

Verknüpfungen lassen sich mittlerweile, dank der hier beschriebenen Bewusstmachungstechniken, jedoch gut und schnell wieder auflösen.

Erforscht wurde die immense Verknüpfungsfähigkeit des Gehirns bereits Anfang des letzten Jahrhunderts von dem russischen Naturforscher und Nobelpreisträger Iwan Pawlow (1849–1936). Pawlow stellte fest, dass immer dann, wenn er seine Laborhunde füttern wollte, die Tiere ganz freudig erregt auf und ab sprangen und sich auf das Futter freuten, noch bevor er die Näpfe gefüllt hatte. Er untersuchte diese Beobachtung einmal wissenschaftlich und schlug ein kleines Glöckchen an, kurz bevor er den Tieren etwas zu fressen gab. Dies setzte er drei Wochen lang täglich fort und kontrollierte dabei, wie die körperliche Reaktion der Hunde auf das Glöckchen ausfiel. Dazu maß er in einem kleinen Röhrchen den Speichelfluss des Tieres, eine Reaktion auf das zu erwartende Futter. Anfangs reagierten die Hunde auf den Ton nicht mit Speichelfluss. Mit dem Glockenton wurde noch nichts Weiteres verknüpft. Doch nach bereits drei Wochen ließ sich beobachten, dass die Hunde schon allein auf den Glockenton mit Speichelfluss reagierten. Der Körper des Hundes zeigte somit eine Reaktion. Pawlow hatte nur das Glöckchen angeschlagen und gar kein Futter ausgeteilt, und trotzdem bekamen die Hunde Speichelfluss – eine Verknüpfung zwischen Glöckchen und Futter hatte stattgefunden. Den Tieren lief das Wasser im Mund zusammen, weil sie erwarteten, es gäbe gleich etwas zu fressen.

Die Wissenschaft nennt dies eine *bedingte (konditionierte)* Reaktion. Mit anderen Worten: Ein Verhalten wurde durch den zweiten Reiz einer nicht kausal begründeten Wenn-dann-Beziehung ausgelöst. Für die Hunde wurde durch das stetige Zusammentreffen zweier Reize (Futter und Glockenton) ein

Symbol erzeugt! Nicht wegen des Tons, sondern aufgrund der damit verknüpften Erwartung des Futters reagierten sie mit Speichelfluss.

Wenn ein Kind mit neun Monaten »beschließt«, zur Welt zu kommen (wir erinnern uns: Die Wehen werden durch ein Neurotransmittersignal vom Kind ausgelöst und nicht vom mütterlichen Organismus), dann hat es bereits sieben Monate lang Daten gesammelt und ausgewertet. Nur damit Sie mich nicht falsch verstehen: Den bewussten Verstand, mit dem wir dieses Datenmaterial reflektieren können, haben wir erst ab etwa dem vierten Lebensjahr zur Verfügung. Aber empfinden und verknüpfen, das können wir bis dahin schon längst.

Es ist schon fast eine Frechheit: Das Wissen über Konditionierungen ist bereits seit den zwanziger Jahren des letzten Jahrhunderts bekannt und wurde sogar mit einem Nobelpreis bedacht. Doch klassische Reiz-Reaktions-Muster wie Rauchen, Allergien und Naschzwang werden von der WHO als Krankheiten oder Süchte bezeichnet – mit der Konsequenz, dass sie eine langwierige, kostenintensive medikamentöse Behandlung ohne Heilungschance erfordern. Das ist meines Erachtens vorsätzliche Volksverdummung unter Inkaufnahme von Todesfällen. Konditionierungen scheinen jedenfalls eine große Rolle bei der Psychosomatik zu spielen.

Psychosomatik – die Symbolsprache des Körpers

Klären wir kurz, was überhaupt unter einem Symbol zu verstehen ist. Das Wort leitet sich vom griechischen »symballein« ab und bedeutet »zusammenwerfen«. Ein Symbol besteht aus mindestens zwei Informationen, A und B, die man gedanklich in einen gemeinsamen Zusammenhang bringt. Dies hat zur Folge, dass die Bedeutung von Information A auch durch Information B wahrgenommen wird. Hier steht die eine Bedeutung stellvertretend für die andere und löst entsprechende Reaktionen aus. Dabei ist völlig egal, ob Information B vorher bedeutungslos war. Die jeweilige Bedeutung ist von Lernprozessen abhängig und individuell. Mögliche Symbolpaare sind etwa:

Geld = Macht
Schokolade = Liebe
Kartoffelchips = Freizeit
Bier = soziale Klassengleichheit
Schwarzer Anzug = Ernsthaftigkeit
Uniform = Autorität

Wir können diese Reihe endlos fortführen. Ich will darauf hinaus, dass Sie allem, wirklich allem eine ganz andere Bedeutung zusprechen können. Diese Bedeutung kann Ihnen womöglich niemand nachempfinden. Dennoch werden Sie mit Ihrem Empfinden für sich persönlich völlig recht haben. Wenn Sie glauben, Schokolade würde Sie beruhigen oder trösten, so stimmt das für Sie, obwohl es objektiv nicht die Schokolade ist, die beruhigt, sondern Ihre daran geknüpfte Erinnerung an Lob und Aufmerksamkeit. Die Kunst der semiotischen Analyse (Analyse der Bestandteile von Symbolen)

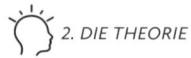

bringt die Ursprungselemente wieder auseinander und gestattet somit die Bedeutungsentkoppelung.

Weiter oben hatten wir geklärt, dass unsere Absichten und deren Erfüllung darüber entscheiden, wie wir uns verhalten, wie wir leben und wie wir letztlich aussehen. Jeder Gedanke hat einen Effekt auf den Körper, dies wissen Menschen bereits seit dem Altertum. Ob mittels Gebet, Fluch oder Suggestion in Hypnose (wurde bereits vor über 6.000 Jahren zur Heilung eingesetzt) – dass man den Menschen mit Informationen beeinflussen kann, ist bekannt.

Je reichhaltiger eine Information neuronal verschaltet ist, desto höher ist die durch das Ansprechen der Vernetzungen erzeugte elektrische Spannung. Diese wiederum löst, je nach Stärke, mehr oder weniger starke Muskelbewegungen und Kaskaden von Neurotransmittern aus. Beim Abrufen der Datenmenge wird eine derart große Menge elektrischer Impulse generiert, dass die entsprechenden Körperpartien angesteuert werden. Nun stellen Sie sich bitte einmal vor, Sie verspürten tagtäglich das Gefühl der ungerechtfertigten Verurteilung durch Ihren Chef. Dieser Gedanke wird unterbewusst stets aufgerufen, sobald Sie durch irgendetwas an ihn erinnert werden. Nun wäre es ein Leichtes, dieses Gefühl aufzulösen, entweder durch Kündigung, Streit oder ein klärendes Gespräch. Doch angenommen, die Angst vor Ablehnung verhindert diese Maßnahmen, weil Sie befürchten, hierdurch noch mehr Ärger zu bekommen. Sie ändern folglich nichts auf der Verhaltensebene, das Gefühl bleibt. Was passiert auf körperlicher Ebene? Sie psychosomatisieren! Unter der empfundenen Last können Sie sogar Morbus Bechterew entwickeln: Ihr Rücken wird immer krummer, so als ob Sie seit Jahren schon Kohlensäcke schleppten. Richtigerweise vermutet die Medizin, dass diese Krankheit auf eine Störung im Immunsystem zurückzuführen ist. Richtig beobachtet, falsch geschlussfolgert, sage ich da: Die *Abwehr* ist gestört. Das Immunsystem ist von der Angst vor Ablehnung offenbar gleich mitbetroffen. Mit unseren Möglichkeiten sind die Auswirkungen von Morbus Bechterew durchaus rasch, effizient (und relativ kostengünstig) abzumildern.

Krankheiten der Verdauungsorgane – wie Morbus Crohn, Colitis ulcerosa, Reizdarm, Magenbrennen – beruhen allesamt (!) auf dieser Ursache: Angst vor Ablehnung, die nicht aufgelöst wird. Neurotransmitter wie Adrenalin, Histamin und Acetylcholin werden ausgestoßen und regen in einer Kettenreaktion die Bildung von Magensäure an. Denn genau diese Säure ist auf körperlicher Ebene dazu da, alles »von außen Kommende« zu zersetzen. Der Magensäurespiegel steigt, und der Darm bekommt Schübe von nichtneutralisierter Säure. So verdaut sich der Körper praktisch selbst – nur war der Körper mit diesem Programmbefehl gar nicht gemeint. Neutralisieren Sie die Stressauslöser, verschwinden die Symptome in Rekordzeit, wie ich immer wieder erlebe.

Halten wir fest: Symbolik bedeutet, das Original mit etwas Zusätzlichem zu verknüpfen, »zusammenzuwerfen«, sodass das Gefühl oder Verhalten eines Menschen oft nicht aus dem resultiert, womit er sich gerade bewusst beschäftigt, sondern daraus, was unterbewusst damit verbunden, also in einen Zusammenhang gebracht worden ist. Unser Denken beginnt also schon weit vor der Geburt (was in unserer Gesellschaft noch völlig unterschätzt wird). Darüber hinaus kann unser Gehirn nichts vergessen und jederzeit alles Datenmaterial abrufen (erinnern), vorausgesetzt, wir nutzen es erlebend (passiv). Und was diese Fähigkeit unseres eigenen biologischen Supercomputers nun für unsere Lebensqualität bedeutet, sehen Sie an einem Phänomen, das bislang nur bei uns Menschen festgestellt wurde:

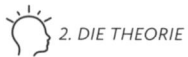

Das Wunder der Medizin: Der Placebo-Effekt

Der Begriff »Placebo-Effekt« ist Ihnen vermutlich bekannt. Doch was genau steckt eigentlich dahinter? Als Placebos gelten Medikamente oder Maßnahmen wie Operationen ohne medizinisch nachgewiesenen Wirkstoff oder therapeutischen Effekt, die trotzdem eine Heilung hervorrufen können. Placebo-Medikamente enthalten nur Füllstoffe wie Milchzucker und Stärke, entsprechende chirurgische Eingriffe bestehen in oberflächlichen Schnitten. Der erzielte Effekt wird Placebo-Effekt genannt (nach dem lateinischen Ausdruck »placebo«, wörtlich: »Ich werde gefallen«).

Was genau die Wirkung eines Placebos ausmacht, gilt in der Schulmedizin als unerklärlich. In der Regel ist die Rede von der Aktivierung der Selbstheilungskräfte, hervorgerufen durch den Glauben an das Medikament.

Heißt das nun, dass alle Krankheiten eingebildet waren? Sind das alles Hypochonder gewesen, bei denen der Placebo-Effekt auftritt? Nein, es ist ganz anders. Erinnern Sie sich: Die Psyche reagiert zwar auf substanzielle Wirkungen, ist aber an sich völlig substanzunabhängig.

Ein Beispiel soll dies erläutern:
Es ist Ihrer Psyche absolut egal, ob Sie jetzt gerade nur denken, jemand rufe Ihren Namen, oder ob das jemand tatsächlich tut. In beiden Fällen ist die subjektiv empfundene Wirkung gleich. Wenn Sie sich dabei erschrecken, stößt Ihr Körper Adrenalin, das Stresshormon, aus. Der erhöhte Adrenalinspiegel ist nicht eingebildet, er ist im Blut labortechnisch nachweisbar. Ein Gedanke hat Ihre Körperfunktionen gesteuert.

Um die Wirksamkeit eines neuen Medikaments bewerten zu können, wird seine Wirkung mit der bisherigen Standardtherapie verglichen. Wo es keine Standardtherapie gibt, wird das neue Präparat gegen Placebos getestet. Einer Patientengruppe wird das echte Medikament verabreicht, der anderen Gruppe das Scheinmedikament. Ein Medikament wird erst dann als wirksam eingestuft, wenn es die Wirkung des Placebos deutlich übertrifft. Das Placebo sollte in Form, Farbe und Geschmack dem richtigen Medikament gleichen.

Nun können Sie sich auch erklären, warum sehr kleine und sehr große Tabletten besser wirken als mittelgroße. Rote Tabletten helfen besser als weiße, und Spritzen wirken besser als Tabletten. Es ist der Seltenheitsgrad, der über die Wirkung entscheidet. Was selten ist, muss auch besonders wirken, so denken viele. Untersuchungen belegen: Wenn die Spritzen von Ärzten gegeben werden, zeigen sie zudem mehr Wirkung als diejenigen, die von Krankenschwestern verabreicht werden. Das liegt ganz einfach daran, dass die meisten Patienten einem Arzt eine höhere Kompetenz und Wertigkeit der Aufmerksamkeit zusprechen als einer Schwester. Überdies spürt der Patient auch Tausende von unterbewussten Signalen, die der Arzt aussendet. Wissen die Ärzte nämlich, welche Patienten das Placebo erhalten, ist es in dieser Gruppe weniger wirksam. Daher werden Versuche meistens als »Doppelblindstudien« angelegt. Hier wissen weder Patienten noch Ärzte, wer das echte Medikament erhält. Dies wird gemacht, um eventuelle Suggestionswirkungen auszuschließen. Dabei übersieht die Placebo-Forschung glatt, dass der Placebo-Effekt auf einer Suggestionswirkung basiert – aber eben auf einer Autosuggestion. Das, was der Patient für heilsam hält, sorgt für die Ausschüttung körpereigener Botenstoffe und wirkt entsprechend auf den Körper. Dabei ist

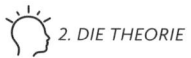

es dem Körper völlig egal, ob Sie hierfür Placebos, Hypnose, Voodoo oder Aspirin nehmen.

Beunruhigend an der Placebo-Diskussion ist, dass die Ärzte sich offenbar absolut im Klaren darüber sind, dass die Gedanken und Gefühle des Patienten einen Einfluss auf dessen Biochemie, auf seinen Zellstoffwechsel, also letztlich auf seinen gesamten Organismus ausüben, doch scheint es so, als sei dieses Wissen unzulässig. Medikamente werden von den Pharmakonzernen mit einem ungeheuren finanziellen Aufwand getestet, bevor sie durch die Behörden zugelassen werden. Bevor ein Medikament durch klinische Testphasen geht, muss zunächst am Computer und in Tierversuchen der Nachweis erbracht werden, dass das Präparat für Menschen unbedenklich ist. Überlegen Sie bitte einmal: Viele medizinische Probanden erhalten bis zu 1.000 Euro und durchlaufen in den Studien mehrere klinische Phasen. Hinzu kommen Personalkosten für Ärzte, Schwestern, Laboruntersuchungen. Das ergibt alles in allem angeblich mehrere Hundert Millionen Euro. Damit sich diese hohe Investition für einen Konzern auch in Zukunft rechnet, muss er dafür sorgen, dass seine »Vertriebspartner« am besten gar nicht erst auf die Idee kommen, es gäbe eine für sie lohnenswerte Alternative zu Medikamenten. Doch es gibt sie:

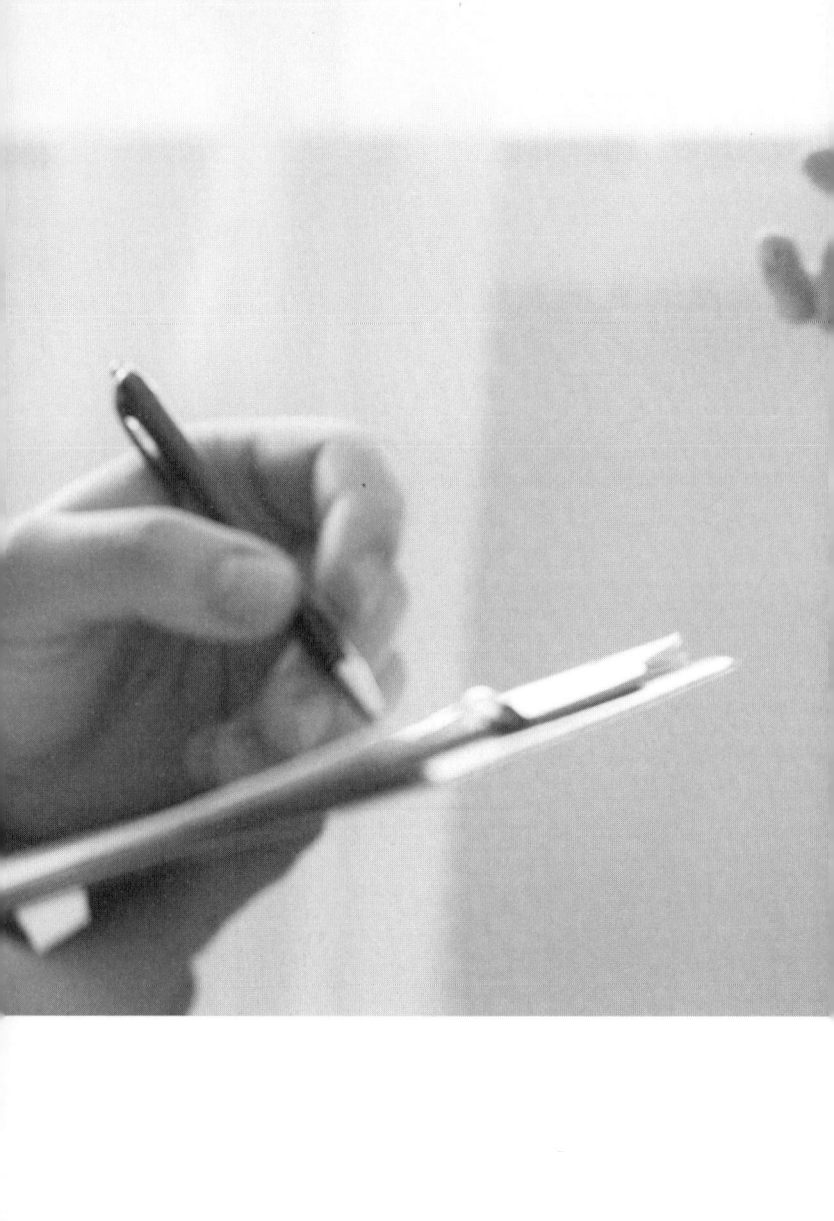

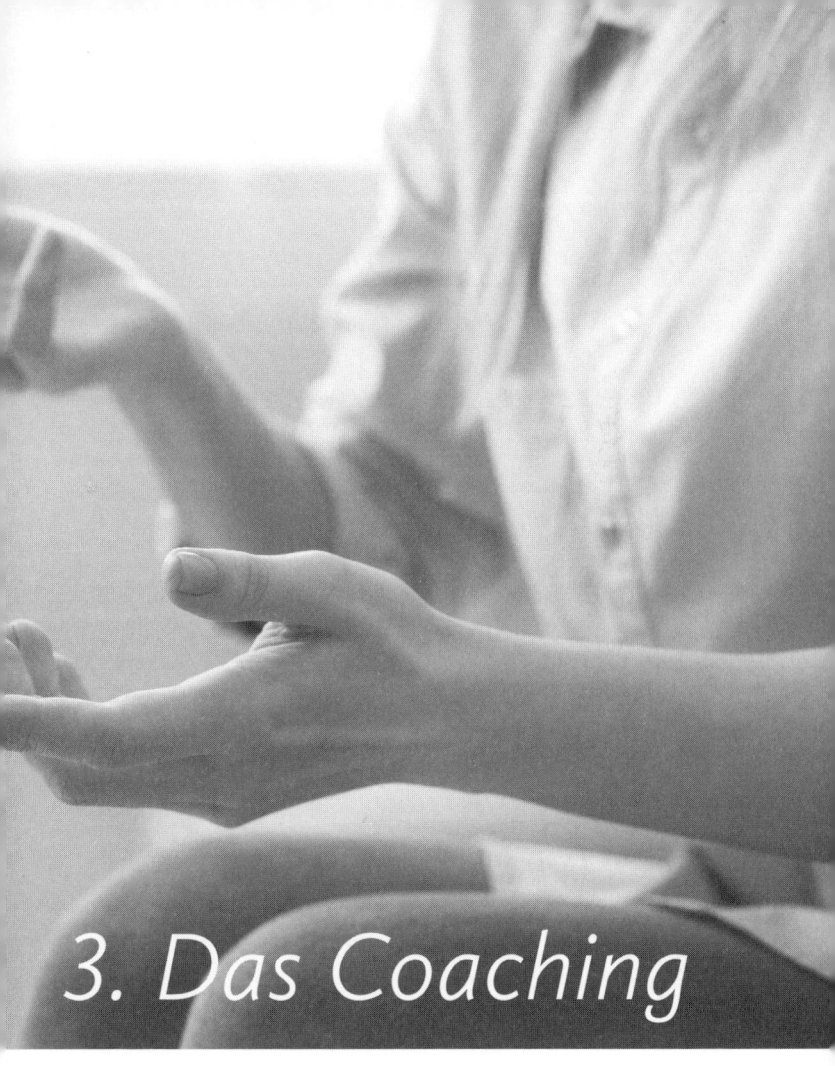

3. Das Coaching

Mit der hier vorgestellten Methode ist es möglich, den Ursprung von psychischen, psychosomatischen und chronischen Krankheiten herauszufinden und den Patienten zu einer emotionalen Neubewertung zu führen. Diese verändert
den Stresspegel bei ähnlichen Auslösern und somit das Verhalten und die biochemische Abwehrreaktion.

Die Entkopplung von unterbewussten Symptomauslösern

Für die Entkopplung der Symptomauslöser bedarf es oft nur eines einzigen Gespräches. Im Grunde bewirkt das Coaching einen Impuls, welcher eine Kaskade von Neubewertungen und Verhaltensänderungen nach sich zieht. Wir nutzen quasi den Wirkmechanismus einer Traumatisierung, im positiven Sinne. Manchmal ist es sinnvoll, ein zweites kurzes Gespräch zu führen, um den neuen Kurs zu stabilisieren.

Kommt ein Mensch hilfesuchend in die Praxis, so kläre ich ihn zunächst darüber auf, dass ein Coaching keine Heilung und keine Therapie ist, sondern ein Gespräch, das eine Erkenntnis ermöglicht, die zur Selbstheilung führen kann. Danach stelle ich die Frage, weswegen er mich aufsucht. Da an dieser Stelle die Antworten noch sehr »aus dem Verstand« kommen und somit nur vordergründig sind, muss ich meinen Kunden möglichst auf seiner unterbewussten Ebene kennenlernen. Denn hinter einem Ziel steckt meist ein verborgenes, viel grundlegenderes Bedürfnis. Beispielsweise verdeckt der Wunsch nach Gewichtsabnahme oftmals die Angst, von einem Partner nach anfänglicher Euphorie enttäuscht und wieder verlassen zu werden.

Ähnlich möchte ein Mensch, der unter chronischen Schmerzen leidet, oft endlich von seinen Mitmenschen wahrgenommen und respektiert werden. Der Schmerz wäre in einem solchen Fall ein Mittel zum Zweck mit hohem Symptomgewinn, also dem unterbewussten Vorteil, den der Patient durch das Symptom erfährt oder erhofft. Rücksichtnahme, Aufmerksamkeit oder – das Gegenteil – Abgrenzung sind Begleiterscheinungen, die hinter einem Symptom stehen und es nolens volens aufrechterhalten können. Wir müssen genau dieses hintergründige Ziel erkennen und »coachen«, also zum Durchbruch bringen, damit das vordergründige Anliegen erledigt wird.

Um also den Menschen kennenzulernen, verlasse ich mich nicht auf seine Aussagen. Stattdessen sehe ich mir seine Mimik, Gestik, Sitzhaltung und Kleidung genau an, höre, was er mit welcher Stimme und Wortwahl sagt, und frage biografische Daten ab. Dazu gehören etwa das Verhältnis zu Eltern und Geschwistern, die Umstände von Zeugung, Schwangerschaft und Geburt sowie selbstverständlich auch Daten wie das Geburtsdatum, der errechnete Geburtstermin und der Beginn der Symptomatik. Diese Angaben helfen mir, die Persönlichkeit und den Charakter etwas zu verstehen und damit nicht nur die Symptomursache besser zu begreifen, sondern auch eine möglichst intensive Verbesserung der Selbstwertlage meines Klienten herbeizuführen.

Zusätzlich sehe und höre ich mir meine Klienten genau an: Wirkt mein Gegenüber zurückhaltend, kontrolliert, trotzig, kindlich, vorgealtert, nonkonformistisch oder betont bürgerlich? Trägt mein Klient Schmuck oder Schminke? Passt die Kleidung zur Frisur? Sind die Schuhe klobig oder zierlich? Welche Gesichtsfältchen sind betont und welche fehlen? Ist die Stimme schrill und hoch oder dröhnend und einschüchternd? Je mehr ich einen Menschen erfasse, desto leichter fällt es mir herauszufinden, welchen »Kampf er kämpft«, also auf welche Einschränkung er kompensatorisch reagiert.

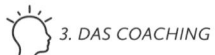

Voraussetzungen für ein Coaching

Es gibt natürlich noch einige Voraussetzungen, damit unsere Methode greifen kann. Folgendes lasse ich mir von meinen Klienten immer unterschreiben:

❶ **Veränderungswillen** (Sie sollten wirklich etwas verändern oder erreichen *wollen*, nicht *sollen* oder *mögen*)

❷ **Kooperationsbereitschaft** (Sie sollten Ihren Coach als willkommenes Werkzeug betrachten)

❸ **Reflexionsvermögen** (Sie sollten dazu fähig sein, sich über Ihre unterbewussten Motive und Gefühle klar zu werden)

❹ **Intellekt** (Sie sollten in der Lage sein, das Gesagte rein rational zu verstehen)

❺ **Aufnahmebereitschaft** (Schmerzen, Alkohol, Psychopharmaka und Müdigkeit hindern einen Menschen oftmals daran, das Coaching aufzunehmen)

❻ **Reife** (Sie sollten das Bewusstsein dafür entwickeln, dass Sie selbst für Ihr Leben verantwortlich und damit auch von Ihren Mitmenschen unabhängig sind)

Sind diese Voraussetzungen gegeben, kann dieses Coaching Ihr Leben (beziehungsweise das Ihres Klienten) verändern. Die gewonnenen Erkenntnisse können sich sowohl in Ihrem Empfinden als auch in Ihrem Verhalten und im körperlichen Erscheinungsbild niederschlagen. Ein Coaching ist keine Heilung oder Therapie, sondern ein erkenntnisorientiertes Gespräch mit dem Ziel, durch Einsichten und Verstehen ein bisheriges gedankliches Muster zu verändern. Sie wissen somit, dass das Coachingergebnis von Ihrer willentlichen oder unwillentlichen Beeinflussung abhängig ist. Der Coach ist ein Impulsgeber. Er unterstützt einen Menschen auf seinem Weg in das Verantwortungsbewusstsein und die Mündigkeit zur Zielerreichung.

Symptomgewinn – Erpressung zu Aufmerksamkeit und Rücksichtnahme

Damit ein Klient in Zukunft auf seine Symptome verzichten kann, kläre ich ihn zudem über das Phänomen »Symptomgewinn« auf: »*Ein Symptom hat immer einen Adressaten*«, so beginne ich. »*Dieser Adressat sitzt Ihnen meist nicht gegenüber, sondern in Ihrem Kopf, und hat in der Realität viele Vertreter.*« Irgendjemand soll wissen, wie schlecht es Ihnen geht, selbst wenn dieser jemand schon längst auf dem Friedhof liegen sollte – in Ihrem Kopf ist er quicklebendig und verurteilt Sie permanent für Ihre Fehler, Faulheit, Dummheit und Unzuverlässigkeit. Damit dieses personifizierte »Schlechte Gewissen« uns in Ruhe lässt, »zeigen« wir ihm unbewusst, wie eingeschränkt wir sind, wie schlecht es uns geht und wie sehr wir Rücksichtnahme und Aufmerksamkeit brauchen. So können Rückenschmerzen, Allergien oder Grippe eine hervorragende Ausrede sein, warum wir eine Aufgabe nicht bewältigen konnten – nicht etwa, weil wir verweigern oder überfordert sind, sondern weil wir offenbar nicht *können*! Das Dumme ist, dass uns niemand tatsächlich unsere Schwäche verzeiht. Man *duldet* unsere Symptome, aber man *entschuldigt sie nicht*! Wenn man also auf sein Symptom rückfallfrei und verschiebungsfrei verzichten will, muss man herausfinden, wie man auch ohne Symptom in den Genuss des Symptomgewinnes kommt, also wie man von seinen Mitmenschen echte Bewunderung und Unterstützung bekommt. Dazu ist wichtig, dass man sich einer soziologischen Grundregel bewusst ist, um die niemand herumkommt. Die Frage lautet:

»Bereichern oder belasten Sie?«

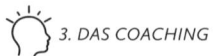

Das bedeutet: In einem Sozialkontakt wird stets entschieden: Bereichert oder belastet Ihre Anwesenheit oder der Gedanke an Sie? Nerven Sie, wenn man an Sie denkt, oder findet man es gut, dass es Sie gibt?

Niemand kommt um die Antwort herum! Sie nicht und Ihr Gegenüber auch nicht. Wir können nicht anders, als immer abzuwägen, ob sich der Kontakt lohnt oder nicht. Vorsicht: Ein Sozialkontakt ist nur so lange neutral, wie keine Resonanzen auftreten. Sobald Sie etwas mehr mit Ihrem Mitmenschen zu tun haben, treten Sie in Resonanz, also in eine Beziehung. Diese ist entweder negativ oder positiv. Und wehe, der Daumen Ihres Gegenübers zeigt nach unten, dann wird es bei nächstmöglicher Gelegenheit den Kontakt abbrechen. Höflichkeit, Stärke, Unterlegenheits- oder Schuldgefühl bei einem Menschen ermöglichen, dass er sich trotz Negativresonanz zunächst freundlich verhält und mitspielt. Aber verliert er sein Schuldgefühl oder seine Stärke, wird er sich abwenden. Besonders deutlich wird dies bei Pflegefällen. Während meiner Studienzeit habe ich als Pflegeassistent in der häuslichen Krankenpflege gearbeitet. Angehörige zeigen nach einer Weile sehr deutlich, ob es sich lohnt, Vater oder Mutter zu pflegen. Nach wenigen Monaten kommt die lebenslange Grundtendenz zum Vorschein. Angehörige, die ihre Pflegefälle als Belastung empfinden, vergessen bei der Pflege schnell mal das gründliche Rasieren, Fingernägelschneiden oder das Abendessen. Deshalb ist es auch nicht zu empfehlen, darauf zu setzen, dass die eigenen Kinder einen im Alter pflegen – zu oft wird von denen unterbewusst entschieden, dass die Eltern eine Belastung sind. Und danach wird dann gehandelt.

Nerven Sie in Ihrem Job durch Krankheit, Depression oder die Ausstrahlung eines Opfers, fliegen Sie eines Tages raus, sobald die Gelegenheit dazu besteht. Sind Sie eine wirkliche Bereicherung für denjenigen, der über Sie zu entscheiden hat, läuft er Ihnen bis nach der Rente noch hinterher.

Die Währung, durch die Sie bereichernd wirken und mit der Sie Ihre Unterstützung bekommen, besteht aus Ihrer Selbstsicherheit, Selbstliebe, dem tiefen bedingungslosen Respekt für andere und der bejahenden Menschenliebe. Wenn Sie Ihrem Gegenüber das Gefühl vermitteln, dass Sie es so akzeptieren, wie es ist, und Sie selbst mit sich im Reinen sind, so empfindet man Sie als angenehme Bereicherung.

Investieren Sie in die eigene Person. Bilden Sie sich weiter, tragen Sie gute Kleidung und achten Sie auf ein harmonisches Äußeres. Dabei ist es egal, ob Sie aussehen wie ein Hippie oder wie ein Börsenmakler, Hauptsache, Sie wirken zufrieden und authentisch. Signalisieren Sie jedoch, wie schnell man Sie beleidigen, verletzen, überfordern und kränken kann, so verdrehen alle innerlich die Augen und hoffen, baldmöglichst nichts mehr mit Ihnen zu tun haben zu müssen. Sogar bei Menschen mit Helfersyndrom, die sich Patienten suchen, um durch Fürsorge Schuldgefühle aufzulösen und Anerkennung zu gewinnen, zeigt sich: Wenn sich der Patient als ein Fass ohne Boden für Hilfe und Fürsorge herausstellt, wird er bald fallengelassen.

Ich weiß, dass Sie das entrüstet, aber sehen Sie sich um: Sehr viele Menschen beklagen sich darüber, dass man ihnen am Arbeitsplatz das Leben schwer macht. Anstatt dies einfach zu ändern, verlässt man sich auf die Geduld und Dummheit der Mitmenschen, in der Hoffnung, die kümmern sich stets um einen, wie damals, als wir als Kleinkinder bei einem Problem geweint haben. Die meisten übersehen dabei, dass niemand das Weinen eines Kindes liebt, sondern sich nur aus Pflichtgefühl und Verantwortungsbewusstsein kümmert, aber nicht aus Begeisterung.

Es ist also unerlässlich, dass Ihr Klient weiß, dass er sich nicht länger als Opfer ausgeben sollte, sondern selbst verantwortlich ist für sein Verhalten, seine Ausstrahlung und seine Gesundheit.

Ist diese Formalität erledigt, beginne ich, dem Klienten meinen Ansatz zu erklären, damit er genau nachvollziehen kann, wie Psychosomatik funktioniert. Mir persönlich ist wichtig, dass meine Klienten auch im Anschluss bei Nachfragen der ungläubigen Angehörigen nicht in Erklärungsnot kommen, sondern einigermaßen darlegen können, wie das Coaching durchgeführt wurde. Schnell verwechselt man sonst einen tiefenpsychologisch und erkenntnisorientiert arbeitenden Coach mit einem Suggestiv- und Hypnosetherapeuten.

Bei Menschen mit Angst vor Kontrollverlust – dem überwiegenden Teil des Klientels, was in der Natur der Sache liegt – ist es besonders ratsam, nachvollziehbar zu erläutern, warum und wieso seine Symptome zustande gekommen sind und weshalb sie so einfach wieder verschwinden können. Wenn dann Körperhaltung, Stimme und Mimik Ihres Klienten Vertrauen und innere Zustimmung signalisieren, dann folgt ein Gespräch, in dem Sie ihm sein Muster der chronischen Symptome herleiten und den Ausweg daraus aufzeigen.

Hypnose –
was ist das und wozu braucht man das?

Eine Hypnose ist ein hervorragendes Werkzeug, um Gefühle aufzudecken und zu verändern. Genau dafür benutze ich dieses Verfahren, und so definiere ich die Hypnose auch: als eine *absichtliche und zielgerichtete Kommunikationssituation zum Nutzen der sinnesunabhängigen Erlebnisfähigkeit.*

Die Hypnose selbst ist also nicht allein der etwas schläfrige Zustand der Trance, der Wahrnehmungsfokussierung, sondern das, wofür man die Trance nutzt. Der *Hypnotiseur* sorgt hierbei für die äußere Stabilität der Trance und für die ungehinderte Umsetzung der *hypnotischen Ziele.* Die Hypnose ist ohne innere Zustimmung des *Hypnotisanden* nicht möglich, da die dafür notwendige stabile Trance sonst nicht erreicht wird; in diesem Fall verhindert die Bewusstseinsleistung Kontrolle das Erreichen einer Trance. Eine alltagsübliche Form der Hypnose ist das Erzählen einer Gute-Nacht-Geschichte am Bett eines Kindes. Der Schlaf ist in diesem Falle das Ziel, das erst aufgrund der Kommunikation unter Nutzung der Trance im Anschluss und nur bei Zustimmung erreicht wird. Grundsätzlich ist jeder Mensch hypnotisierbar, unabhängig von Glauben, Ideologie und Geisteshaltung. Der freie Wille ist in der Hypnose jederzeit gewährleistet. Es kann nur umgesetzt werden, was die *moralische Schranke* passiert. Das bedeutet, in der Hypnose werden nur Dinge getan, zu denen der Hypnotisand auch im Wachzustand unter bestimmten Voraussetzungen bereit wäre. Allerdings ist das eine Menge, wenn Sie sich in den täglichen Nachrichten ansehen, wozu Menschen imstande sein können. Wenn eine Mutter sagt: »Wer meinem Kind etwas antut, den bringe ich um!«, würde sie das unter Hypnose ganz sicher wirklich tun; es würde sogar schon reichen, wenn sie nur *glaubt*, ihrem Kind wäre etwas zugestoßen. Der sehr erfahrene Hypnotiseur Wolfgang Künzel hat vor laufender Kamera bewiesen, dass ein Hypnotisierter bereit war, auf einen Menschen zu schießen, weil ihm einsuggeriert wurde, es handele sich dabei um einen angreifenden Wolf. Der landläufigen Vorstellung nach ist der Hypnotisand in Hypnose »weg«, also quasi bewusstlos, und empfängt unbemerkt *Suggestionen* (von lat. »suggestio«: Eingebung). *»Ich war gar nicht richtig weg, ich habe alles genau mitbekommen«*, lautet jedoch der meistgesagte Satz nach einer therapeutischen Hypnose.

Bei dem Begriff Suggestion herrscht oftmals selbst in Fachkreisen Unklarheit. So wird Hypnose oft mit Suggestion gleichgesetzt, doch der Unterschied ist einfach: Für eine Suggestion benötigt man keine Hypnose, wie die täglichen Suggestivbotschaften der Werbeindustrie zeigen. Genauso benötigt man für eine Hypnose nicht zwingend Suggestionen.

Suggestionen können aus Informationen jeglicher Art bestehen – also nicht nur aus Wörtern. Diese können vom *suggestiblen* Menschen in bejahender oder ablehnender Weise aufgenommen und genutzt werden. Aufgrund dieser Informationen kann sich die bisherige Geisteshaltung eines Menschen ändern, wenn dieser dies für sinnvoll und plausibel hält. Suggestionen sind nur bei unterbewusster Akzeptanz wirksam und bedürfen zur Umsetzung keinerlei Hypnose.

Unser Alltag ist voll von Suggestionen. Nicht nur in Politik und Werbung werden wir hundertfach mit Suggestionen überfrachtet, sondern auch im normalen Gespräch unserer Mitmenschen. Wenn Ihnen Ihr Chef sagt: »Hier liegt ja immer noch Arbeit herum!«, suggeriert er Ihnen damit: *»Wenn Sie keine Überstunden machen, bin ich sauer!«* Was mag folgender Satz wohl bedeuten? »Schatz, ich habe mir schon lange kein neues Kleid mehr gegönnt!« Er bedeutet: »*Geh mit mir shoppen, kauf mir eines und würdige gefälligst meine Sparsamkeit!*« Aber auch leicht dahergeredete Sätze wie »Es ist wieder Grippewetter« können böse Suggestionen sein, die ihre Wirkung nicht verfehlen – in diesem Falle eine Erkältung. Dass Kälte oder ein Virus allein einen Menschen nicht zwingend krank macht, habe ich in meinem Buch »Heilen ohne Medikamente«[28] ausführlich beschrieben.

Der häufigste Anwendungsbereich einer therapeutischen Hypnose ist der Abbau einer *Blockade* (= irrationales Hemmnis, welches ein angestrebtes Verhalten verhindert). Der durch die Blockade erzeugte Leidensdruck wird als geringer empfunden als der Leidensdruck, der durch die Ausübung des verhinderten Verhaltens befürchtet wird. Somit ist eine Blockade ein psychischer Schutzmechanismus, der eine als noch schmerzhafter befürchtete Erfahrung verhindert. Dem zugrunde liegt immer eine mehr oder weniger deutliche Traumatisierung. Dabei wird unterbewusst das erneute Erleben einer solchen Traumatisierung vorsorglich verhindert. Ein klassisches Beispiel hierfür ist die Prüfungsangst, die mit Unwohlsein, Kopf- und Magenschmerzen, Weinkrämpfen oder Übelkeit den Kandidaten an der Prüfungsteilnahme hindert, um die Erfahrung des Durchfallens oder schlechten Abschneidens zu verhindern. Oftmals ist die ursprüngliche Stresssituation eine Überforderungs- oder Ablehnungstraumatisierung, in welcher Versagen zu Liebesentzug führte. Eine Blockade kann dadurch überwunden werden, dass der Betreffende eine positive Erfahrung mit der befürchteten Situation macht, also hierbei feststellt, dass das, wovor er Angst hatte, sich als durchaus bewältigbar herausstellt. Diese Erfahrung kann dankenswerterweise ein

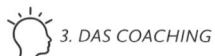

imaginiertes Erlebnis (beispielsweise in einer Hypnose) sein. Das Gehirn unterscheidet während dieses Prozesses nicht zwischen »real erfahren« und »real erdacht«.

Der Zustand der Trance, in der eine Hypnose stattfindet, ist übrigens ein ganz normaler hirnphysiologischer Zustand, in dem jeder Mensch mehrmals am Tag ist. Dies allerdings meist nicht in der nötigen Stabilität. Die Tiefe der Trance spielt jedoch für die Therapie in der Regel keine große Rolle – ähnlich, wie wir beim Bergbau keine bessere Kohle bekommen, wenn wir tiefer schürfen, sondern lediglich andere. Die Trance unterscheidet sich vom Wachzustand durch eine Einengung des Bewusstseins auf einen ganz bestimmten Fokus hin. Man registriert weniger seine Umgebung, dafür umso mehr das Empfinden während einer erinnerten Situation. Die Aufmerksamkeit wird von äußeren Reizen abgezogen und die Wahrnehmung auf »interne Daten« wird erhöht – in Trance bekommen Sie Zugang zum Unterbewussten. Der Unterschied zum Schlaf ist ebenso deutlich zu definieren und doch genauso undeutlich zu spüren: Im Schlaf regieren nur noch die Hirnfunktionen, die für die körperliche Steuerung gebraucht werden, nicht aber diejenigen für das Verhalten. Das heißt ganz klar: Trance ist kein Schlaf! Sie sind in Trance hellwach, aber eben nicht kontrollierend und diszipliniert, sondern »auf Empfang geschaltet« und erlebend.

Wie die genaue Wirkungsweise von Hypnose zu fassen ist, darüber herrscht derzeit noch keine Einigkeit. Festhalten lässt sich jedoch, dass in einer Trance die bewusste Kontrolle mehr und mehr ausgeblendet wird, sodass Affirmationen sofort vom Unterbewusstsein umgesetzt werden können, ohne vom Verstand »ausgefiltert« zu werden. Die in der Hypnose entstehenden Gedankenimpulse werden vom

Audio-Download zum Buch

Zu diesem Buch gibt es auf der Produktseite unter **www. mankau-verlag.de** einen Link zum MP3-Download mit einer geführten Coaching-Trance zur Symptomursachenanalyse. Dazu eine kurze Erläuterung:

→ Der erste Teil (»Vorbereitung«) fasst vorbereitend für die Traumreise den zugrunde liegenden Ansatz dieses Buches zusammen. Je besser ein Mensch rational und logisch nachzuempfinden vermag, warum er wieder gesunden kann, desto geringer ist der kritische Widerstand gegen das Coachingprogramm. Hören Sie aufmerksam zu bzw. lassen Sie Ihren Probanden dieses Stück zunächst vollständig und aufmerksam anhören, bevor Sie das zweite Stück, die eigentliche Analyse, starten.

→ Der zweite Teil (»Heilen durch Erkenntnis«) ist ein ca. 20-minütiges Coachingprogramm zum Aufdecken und Analysieren von ursprünglichen Stressfaktoren und Traumen. Das Audio-Coaching beinhaltet eine Reframingsequenz, mit der das Ursprungstrauma emotional umgedeutet werden kann, und endet mit einem Test, der dem Hörer Aufschluss darüber gibt, ob ihm das erfolgreiche Umdeuten gelungen ist.

Günstige Voraussetzungen für gutes Gelingen sind Vorstellungsvermögen, Selbstvertrauen und Selbstverantwortungsbewusstsein. Besonders kontrollierten Menschen könnte es schwerfallen, jedem einzelnen Schritt des Audio-Coachings zu folgen; in diesem Fall sollte abgewogen werden, ob professionelle Hilfe angebracht ist.

Bitte beachten Sie die Grenzen der Selbstbehandlung!

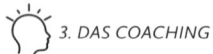

Gehirn wie ein Sinnesreiz behandelt, also für »bare Münze« genommen. Hinzu kommt, dass im sogenannten Alphawellenrhythmus, wie die Trance wissenschaftlich genannt wird, das Gehirn am leistungsfähigsten ist. Eine exzellente Beschreibung dessen, was Hypnose ist, was sie nicht ist und was damit möglich ist, finden Sie auf der Internetseite des Hypnosetherapeuten Hans-Peter Zimmermann als Gratis-E-Buch »Hypnose im Alltag. Hypnotische Sprachmuster in Politik, Verkauf und Werbung« [29].

In einer geführten Trance, wie eine Hypnose auch oft bezeichnet wird, ist es also möglich, an gespeicherte Gedanken heranzukommen, die jenseits der bewussten Wahrnehmung liegen. Und dadurch können unbewusste Erlebnisse, welche zum Beispiel die Ursachen von Autoaggressivität oder Minderwertigkeitsgefühl sein können – etwa die Erfahrung einer versuchten Abtreibung seitens seiner Mutter –, hervorgeholt, reflektiert und damit dauerhaft unschädlich gemacht werden. Und genau das ist der Anwendungsbereich, dem wir uns nun widmen wollen.

Zehn Fragen,
die das Leben verändern [30]

Wenn Sie einen Menschen von seinen psychischen, psycho-somatischen oder chronischen Beschwerden heilen wollen, so lassen Sie ihn möglichst bequem Platz nehmen oder idealerweise sogar liegen. Wollen Sie für sich selbst eine Ursachenanalyse vornehmen, so hören Sie die zu diesem Buch produzierte Audio-Datei. Lassen Sie Ihren Klienten seine Augen schließen und stellen Sie ihm mit ruhiger, aber normal lauter Stimme folgende Fragen. Damit erzeugen Sie bereits eine leichte Hypnose, die ihn befähigt, diese Fragen mit Unterstützung seiner Erlebnisfähigkeit zu beantworten. Je passiver und unkontrollierter Ihr Klient dabei ist, desto größer ist der emotionale Wahrheitsgehalt der Antworten. Sie können die Trance vertiefen, indem Sie den Klienten zuvor seine Augen auf einen Punkt fixiert etwa zwei Minuten lang ermüden lassen, bevor er sie schließt. Sprechen Sie in der Gegenwartsform. So kann sich Ihr Klient noch besser in die symptomauslösende Situation hineinversetzen. Lassen Sie Ihrem Klienten viel Zeit und helfen Sie ihm, seine eigenen Antworten ernst zu nehmen. Die Antwort »*Weiß ich nicht*« auf eine Ihrer Fragen zeigt Ihnen deutlich, dass er sehr wohl weiß, wie die Antwort ist, diese aber negativ emotional besetzt und daher verdrängt ist. Fragen Sie dann also geduldig weiter oder bieten Sie ihm Ihre Vermutungen an.

Das, was sich jetzt rein rational/kognitiv so harmlos anhört, ist im tatsächlichen Coachinggespräch ein absolut machtvolles Instrument mit unglaublichen Möglichkeiten. Sie erhalten hier die Anleitung, mit einfachen Fragen scheinbar unheilbare Krankheiten von der Ursache her aufzulösen und rückfallfrei zum Verschwinden zu bringen. Im Gespräch mit Menschen,

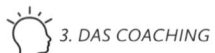

die das noch nie erlebt haben, stellt man schnell fest, dass diese praktisch nicht nachvollziehen können, warum diese harmlosen Fragen derart Unglaubliches auslösen können. Es ist das Arbeiten mit dem unterbewussten Erinnerungsspeicher der menschlichen Seele, also seien Sie behutsam, seriös und bringen Sie zu Ende, was Sie mit diesem Instrument beginnen. Hören Sie nach Möglichkeit vor Ihrem ersten Coachingversuch das ergänzende Audio-Coaching (siehe Kasten S. 87) aufmerksam und in Ruhe (aber ohne einzuschlafen) an.

❶ Was möchten Sie verändern oder erreichen?
Machen Sie sich Ihren Ist- und Soll-Zustand ganz bewusst. Je bewusster Ihnen ist, worunter Sie genau leiden und wie Sie sich Ihr Leben vorstellen, desto genauer »programmieren« Sie Ihren »unterbewussten Autopiloten«.
Bei der Arbeit mit Klienten: Diese sollen sich eine genaue Vorstellung von »Ist« und »Soll« machen.

❷ Was ist Ihrer Ansicht nach der Grund für das Problem/ Symptom?
Damit erfahren Sie etwaige falsche Glaubenssätze. Zudem werden Sie dazu gebracht, über die Symptomursache zu reflektieren. Sie erfahren mit der Antwort, ob Sie sich als ein Opfer empfinden und andere Menschen oder Umstände für Ihr Problem verantwortlich machen.
Bei Klienten: Lassen Sie sich nicht auf ein »Weiß ich nicht« Ihres Klienten ein. Fragen Sie weiter, bis eine brauchbare Antwort kommt.

❸ In welcher Situation spüren Sie den Auslöser?
Erinnerungen lassen sich durch Gefühle wieder wachrufen. Rufen Sie sich eine aktuelle Situation in Erinnerung, in

welcher Sie Ihr Symptom genau verspürt haben. Das hilft Ihnen, den Auslöser zu isolieren. Mit dieser Frage werden Sie bzw. wird Ihr Klient sich genau darüber im Klaren, dass die Symptome einen bestimmten Auslöser haben müssen und nicht »aus heiterem Himmel kommen«. Hiermit initiieren Sie das Verantwortungsbewusstsein und bekommen einen Hinweis auf die Befürchtung, die Stressauslöser. Es gibt Symptome, wie etwa Gallensteine, Diabetes oder Karies, die keinen direkt erfahrbaren Auslöser haben oder durch chronische Schmerzen wie Migräne überlagert sind. Stellen Sie (sich) in diesem Fall die Frage: »*Was stresst Sie (mich) am meisten?*«

❹ Wo und wie im Körper spüren Sie dieses Gefühl?
Bieten Sie Ihrem Patienten/Klienten, falls nötig, Ihre Hilfe an, das Gefühl bewusst zu machen (»*Schnürt sich der Hals zu, verkrampft sich der Magen, zittern die Knie, pochen die Schläfen?*«). Je bewusster dem Betroffenen seine Gefühle sind, desto sicherer ist deren Entkoppelung vom Auslöser. Nach der Antwort fragen Sie, ob es noch eine weitere Stelle im Körper gibt, an denen er das Gefühl verspürt. So lange, bis alle betroffenen Körperstellen bewusst sind.

❺ Wie stark, auf einer Skala von zehn bis null, spüren Sie Ihre Symptome?
Kalibrieren Sie die Skala: »Zehn« bedeutet »am schlimmsten, am stärksten«. »Null« bedeutet »es ist weg, kein Gefühl mehr«. Sie könnten diese Skala auch schon vor der Befragung einführen, um Ihren Klienten jetzt nicht aus seinem Gefühl herausholen zu müssen. Halten Sie Ihren Klienten dazu an, sich in die Situation so hineinzuversetzen, als sei sie genau jetzt!

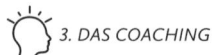

❻ Wann haben Sie genau dieses Körpergefühl am schlimmsten verspürt?

Fragen Sie nun so lange, bis Ihr Klient sein deutlichstes Trauma erinnert. Legen Sie viel Empathie in Ihre Stimme, denn Ihr Gegenüber erinnert nun möglicherweise den subjektiv schlimmsten Moment in seinem Leben. Bleiben Sie ruhig und signalisieren Sie Souveränität. Wenn Sie diese Frage für sich selbst anwenden, achten Sie auf alles, was Ihnen bei dieser Frage durch den Kopf geht. Die Antworten sind oft verschlüsselt, aber richtig.

❼ Warum war das so schlimm für Sie?

Dies ist die Frage, mit der Sie zum Ur-Trauma gelangen. Es muss innerhalb der ersten drei Lebensjahre (ab Zeugung) zu finden sein. Stellen Sie diese Frage so oft, bis Sie sicher sind, dass Sie den Ursprung aufgespürt haben. Denken Sie sich hinein in das Erleben eines Babys. Meist beginnt der Stress schon im Mutterleib durch die Neurotransmitter im Nabelschnurblut aufgrund stressbehafteter Erlebnisse der Mutter.

❽ Warum spüren Sie das Symptom ausgerechnet an genau den genannten Körperstellen?

Mit dieser Frage erfassen Sie die Ursprungssituation. Damit identifizieren Sie den gemeinsamen Nenner mit der aktuellen Stresssituation, um dem Klienten zu verdeutlichen, was genau ihn in die Stressreaktion bringt. Das, was Ihr Klient Ihnen nun sagt, erklärt genau, wodurch sein Gefühl zustande kam (Schläge, Verletzungen etc.). Achten Sie darauf, dass Sie nicht beginnen, den Klienten aus lauter Mitleid zu trösten. Der Ursprung muss genau erfasst werden, damit man ihn unschädlich machen kann.

❾ Warum bekamen Sie ausgerechnet dieses Symptom?
Lassen Sie Ihren Klienten gründlich nachdenken. Hier bekommt er genau die Erkenntnis, die das Symptom greifbar und erklärlich macht. Je klarer ihm wird, wodurch er in Gefahr geriet, desto klarer wird, dass ihm eine solche Gefahr nicht mehr ständig droht. Das ist ein wichtiger Schritt zur Auflösung der Generalisierung des Stressauslösers.

❿ Wie könnten Sie aus Ihrer heutigen Sicht mit dieser Situation so umgehen, dass Sie dabei in Sicherheit und andere mit Ihnen einverstanden sind?
Das ist die Kardinalfrage: Mit dieser Antwort gewinnt der Mensch die Erkenntnis, mit welcher er sein Symptom überflüssig macht. In dem Moment der Antwort wird die uralte unterbewusste Generalisierung aufgehoben. Die Heilung wird initiiert.

Wundern Sie sich nicht, wenn Ihr Klient zunächst scheinbar völlig absurde Antworten gibt. Das Unterbewusstsein will sich nicht kampflos seinen mühsam aufgebauten Schutz wegnehmen lassen. Oftmals liefern die Antworten nur einen Hinweis, auf den Sie mit weiteren Fragen eingehen müssen. Fragen Sie in jedem Fall so lange nach, bis Sie und Ihr Klient Gewissheit verspüren. Denken Sie daran: Die Antwort »Weiß ich nicht« zeigt Ihnen deutlich, dass hier etwas verdrängt wird, also fragen Sie beherzt weiter.

Sie finden genau diese Fragen in dem Audio-Coaching zu diesem Buch (siehe Kasten S. 87). Ich war Zeuge, als ein neunjähriges Mädchen diese Fragen im Spiel seiner Mutter vorlas. Es las Wort für Wort und geriet aufgrund einiger schwieriger Wörter hin und wieder ins Stocken. Doch seine Mutter dachte mit geschlossenen Augen über ihre chronischen Fuß-

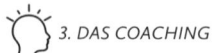

schmerzen nach. Sie entdeckte, dass der Auslöser mit Tanzen zu tun hatte und ihr eigener längst verstorbener Vater ebensolche Schmerzen in den Füßen gehabt hatte. Auch er war, wie sie selbst, leidenschaftlicher Tänzer gewesen. Doch eine unglückliche Familiengeschichte hatte den Vater dazu gezwungen, auf das Tanzen zu verzichten und fortan ein Leben in harter Arbeit zu verbringen. Sehnsucht, schmerzende Füße, unerfüllte Verwirklichungsgedanken und der Verlust des geliebten Vaters waren die Bestandteile der Konditionierung. Und obwohl diese Befragung nur ganz oberflächlich durchgeführt wurde – es war ja ein Spiel –, verschwanden ab diesem Zeitpunkt die Fußschmerzen, die bislang stets erfolglos orthopädisch behandelt worden waren.

Mit dem nächsten Schritt stellen wir nun sicher, dass es weder zu einem Rückfall noch zu einer Symptomverschiebung kommt, sondern eine generell höhere Stressfestigkeit und Belastbarkeit erreicht wird – daher verändert sich auch so ungewohnt deutlich das Leben unserer Klienten.

Das Reframing – was Hänschen nicht stresst, stresst Hans nimmermehr!

Während Ihr Klient weiterhin in Trance mit geschlossenen Augen nachdenkt, folgt nun Ihr Reframing, das Erfassen des Ur-Traumas aus einer anderen Sichtweise. Dieser Teil ist die eigentliche Kunst im Coaching, für den Sie viel Empathie und etwas Erfahrung benötigen. Sie ermöglichen damit Ihrem Klienten, dieselbe Situation des Ur-Traumas zu erfassen. Damit wird der Auslöser des Symptoms genau isoliert, reflektiert und einer emotionalen Neubewertung zugeführt! Die Befragung findet die Ursache des Symptoms, das Reframing beseitigt sie.

Beginnen Sie mit der Aufklärung: Eine Angst ist ein Schutz vor der Wiederholung einer Katastrophe und keine Dummheit. Angst schützt ein Kind vor Entmachtung, Zurückweisung, Überforderung und Kontrollverlust – aber nicht einen Erwachsenen. Schildern Sie nun die Möglichkeit, die Ihr heutiger Klient in der damaligen Situation zur Bewältigung gehabt hätte. Er könnte in Gefahr Hilfe holen, weglaufen, verhandeln, um Verzeihung bitten, sich wehren oder zumindest aushalten – als Kind konnte er nur leiden. Sie »bahnen« damit Alternativen zum Symptom. »Bahnen« ist eine psychologische Technik, mit der Sie neuronale Verschaltungen rein durch die Vorstellungskraft des Klienten anregen – ohne dass er reale Erfahrungen machen muss. Erlebt er dann in der Zukunft eine Situation, für die Sie eine Verhaltensalternative gebahnt haben, wird sich das Verhalten an den neuen Erkenntnissen orientieren. Bahnen ist wie eine geistige Trockenschwimmübung. Setzen Sie gegebenenfalls einen positiven Anker beim Auslöser. Das kann etwa der Stolz über das Bewusstsein sein, dass der Symptomauslöser nun erkannt

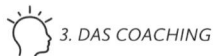

und isoliert ist, oder auch einfach nur das Glücksgefühl, dass er alle Katastrophen im Leben ja offenbar immer wieder überlebt und hinter sich bringt. Schärfen Sie bei Ihrem Klienten das Bewusstsein dafür, dass er die Verantwortung für sein Verhalten und Erleben übernimmt. Jammern und Opferdenken blockieren und verzögern sogar Heilung, wie aktuelle Studien zeigen.

Ihr Klient soll sich nun einmal gedanklich mit voller Absicht und risikobereit auf die auslösende Situation einlassen und eine Situation in der Zukunft imaginieren, in der er seine Symptome verspüren könnte, und beobachten, ob sich das Stressgefühl verändert hat. Leiten Sie den Klienten an, sich in diese imaginäre Situation genauso hineinzuversetzen, als sei sie jetzt. Wie würde er jetzt als verheirateter Erwachsener mit eigenem Einkommen darauf reagieren, wenn seine Mutter zu ihm sagte: »*Du warst nicht brav, du kriegst jetzt von mir kein Eis*«? Wie sähe das aus, wenn sein Chef nun sagte: »*Nein, wir haben kein Geld für einen neuen Bürostuhl für Sie!*« Idealerweise bringen Sie Ihren Klienten dazu, über die bisherigen Stressauslöser zu lachen.

Bevor Sie nun Ihren Klienten bitten, wieder die Augen zu öffnen, fragen Sie zur Kontrolle ab, auf welcher gefühlten Stufe der Skala von zehn bis null er den ehemaligen Stressor noch empfindet. Wenn der Symptomauslöser noch immer oberhalb von drei spürbar ist, beginnen Sie wieder bei Frage eins, thematisieren jedoch dabei sein Gefühl, eine falsche Antwort zu geben oder Fehler zu machen. In den meisten Fällen liegt es nämlich daran, dass Ihr Klient einen blockierenden Perfektionismus entwickelt hat, also »zu verkopft« ist. Spätestens nach einem zweiten Durchgang müsste dann aber der Weg zur Entkoppelung aller Symptome frei sein. Ich habe positive Erfahrungen mit Menschen machen dürfen, die am Borderline-Syndrom litten, an Depressionen, Zwangsstörungen, Bronchitis, Asthma, Tinnitus, Neuralgien, Versagensängsten, Neurodermitis, Allergien und vielem mehr. Und immer wieder zeigt sich: Das Schwierige an einem Coaching ist nicht so sehr das Handwerk, sondern die Bereitschaft des Klienten, sich auf etwas einzulassen, das er niemals wieder erleben wollte: seine negativen Gefühle.

Möglichkeiten und Grenzen des Coachings

»*Wir sind weder Zauberer noch Missionare*«, erkläre ich oft. Ein Coaching hat Grenzen. »Harry«, einer meiner regen Diskussions-Teilnehmer im Online-Forum, brachte diese so trefflich auf den Punkt, dass ich seinen Beitrag vom März 2011 hier wörtlich wiedergeben möchte. Meine Frage war: Wo sind die Chancen, wo die Grenzen eines Coachings?

»*Ich denke, ein erfahrener Coach kann schneller und präziser als man selbst die Schocks, Traumata und negativen inneren Grundhaltungen aufspüren, die zu Verhaltensstörungen und Krankheiten führen, und dann durch Informationsvermittlung Hilfe zur Selbsthilfe geben. Er kann die emotionalen Faktoren identifizieren, die zu Krankheiten und Funktionsstörungen beitragen, er kann den Primär- und Sekundärgewinn eines Symptoms ausfindig machen. Er kann durch neue Informationen die inneren Überzeugungen eines Menschen verändern und damit seinen Gesundheitszustand. Das geht grundsätzlich alles auch alleine, meistens ist man jedoch bei sich selbst betriebsblind, und wie viel Erfahrung und tatsächliches Know-how ausmachen, kriegt man hier ja schon deutlich mit.*

Zu den Grenzen: Erkenntnisse lassen sich nicht einfach einfordern. Man muss schon irgendwo reif für diese sein, das kann auch dauern. Niemandem kann die Verantwortung für sich selbst abgenommen werden; wer noch nicht will oder noch nicht kann, dem ist schwer zu helfen. Man muss zur Arbeit an sich selbst bereit sein und seinen eigenen Teil zur Veränderung beitragen und auch bereit sein, schwierigen emotionalen Themen der eigenen Biografie ins Gesicht zu sehen.«

Pessimismus kann ebenso das kompetenteste Coaching gefährden. Wer glaubt, eine Hilfe bringe nichts, sabotiert die Effizienz der Hilfe, wie eine amerikanische Studie aus dem

Jahre 2011 zeigt. 22 gesunden Patienten wurden zunächst zu Versuchszwecken mit einem Heizstrahler Schmerzen zugefügt. Obwohl sie ein opiathaltiges Schmerzmittel bekamen, welches definitiv ohne suggestives Zutun seine schmerzstillende Wirkung tut, ließ die analgetische Wirkung schnell nach, wenn die Versuchsleiter den Patienten glaubhaft machten, sie bekämen keine Medikamente gegen die Schmerzen. Die negative Erwartungshaltung sorgte für einen Anstieg der Schmerzen trotz eines hochwirksamen Mittels.

Problematisch ist, dass viele Menschen sich vor drohender Enttäuschung mit Zweckpessimismus schützen. Alles, was man *sich selbst* antut, erzeugt weniger Stress als das, was einem *angetan wird*. Doch die Studie zeigt: Zweckpessimismus schützt nicht vor Enttäuschung, sondern produziert sie! Ebenso kontraproduktiv ist, wenn eine Veränderung nicht wirklich notwendig erscheint. Wenn etwas keinerlei Bedeutung hat, wird auch nichts neuronal verschaltet. Ich schrieb einmal einer sehr enttäuschten Klientin, die angab, in einem vierstündigen Coaching sei »null bei ihr herumgekommen«, zur Verdeutlichung: »*Ich hatte in der Schule wirklich gute Mathelehrer. In meiner Klasse waren drei Einserkandidaten. Bei mir selbst ist in Mathe allerdings auch ›null dabei rumgekommen‹. Weil die Lehrer schlecht waren? Nein! Weil ich zu blöd war? Nein. Sondern weil Mathe damals für mich irrelevant war, ich also zur Not auch ohne Mathe klarkam. Die Grenze eines Coachings ist die Relevanz. Wenn das Umfeld im Symptomtheater brav mitspielt, besteht für den Betroffenen keine Notwendigkeit, an sich selbst irgendetwas zu verändern.*«

So sage ich all unseren Klienten vorsorglich: »*Wenn Sie Fragen haben, melden Sie sich bitte bei uns. Hören wir zehn Tage lang nichts von Ihnen, gehen wir davon aus, dass es Ihnen gut geht und Sie zufrieden sind.*«

Wir bevormunden unsere Klienten nicht, denn wer bevormundet, der suggeriert, er hätte die Verantwortung. Es ist aber psychologisch nicht möglich, für jemand anderen die tatsächliche Verantwortung zu übernehmen, es sei denn, man hat ihn von sich abhängig gemacht.

Außerdem mögen Menschen Bevormundungsgefühle nicht. Diese sind meines Erachtens sogar die größte Schwierigkeit im therapeutischen Kontext. Es ist für einen Klienten nicht immer leicht zu verstehen, dass die Grenze des Coachings, wie wir am Beispiel der Neunjährigen gesehen haben, nicht so sehr die Kompetenz des Coaches oder die Methode der Vermittlung ist – der größte Feind des Coachings ist der *Trotz*.

Trotz – der natürliche Feind des Therapeuten!

In meinen vorherigen Büchern nenne ich Trotz auch den verlorenen Kampf um Freiheit. Trotzreaktionen kommen dadurch zustande, dass ein Mensch in der Kindheit immer und immer wieder bevormundet wurde.

Ich definiere »Trotz« als eine *erhöhte unreflektierte Widerstandsbereitschaft in psychischer Dauerreaktion auf permanente Bevormundung im Kindesalter.*

Diese notorisch erhöhte Widerstandsbereitschaft bezieht sich immer auf subjektiv empfundenen Erwartungsdruck. Es gibt nicht nur Menschen, die nach einer Lungenflügeloperation oder nach einer Organtransplantation wieder rauchen oder Alkohol trinken, nicht nur übergewichtige Menschen, die nach einer Ernährungsberatung erst recht all die leckeren Dinge essen, die sie für falsch halten, sondern auch Schüler, die weiterhin die Schule schwänzen, obwohl sie bereits versetzungsgefährdet sind. Selbst ich erlebe in meiner Praxis, dass es Menschen gibt, die trotz eines mehrstündigen Termins zur Analyse und Änderung des Verhaltens aus dem Gebäude gehen und nichts von alledem umsetzen, obwohl sie wissen, dass sie sich damit schaden.

Ich fasse Trotz als den verzweifelten Versuch eines Menschen auf, die eigene Entscheidungsfreiheit zu bewahren, nachdem sie ihm jahrelang beschnitten wurde. Erinnern wir uns: Das Bestreben (der Algorithmus) der Psyche ist letztlich Machterlangung. Doch mächtig fühlt sich nur, wer nicht einen vorgezeichneten Weg geht, sondern durch Entwicklung selbst sein Verhalten generiert. Der Satz »*Jetzt hör doch mal endlich auf meinen Rat!*« ist damit psychologisch gesehen kontraevolutionär, pädagogisch betrachtet unsinnig, weil Gift für die Entscheidungsfreiheit des Menschen. Eine chronische Trotzreaktion wird damit quasi heraufbeschworen.

Mit dieser erhöhten Widerstandsbereitschaft wehrt sich ein trotziger Mensch künftig gegen alles, was als Bevormundung empfunden wird. Ratschläge gehören ebenso dazu wie Bitten, Appelle und unausgesprochene Erwartungen – selbst wenn die Ratgeberquelle ein Arzt, ein Rechtsanwalt oder gar der beste Freund ist.

Ein trotziger Mensch will nur *scheinbar* nicht sein Ziel erreichen, sondern einfach nur das Gegenteil dessen, was von ihm erwartet wird, um seine Entscheidungsfreiheit zu verteidigen. Und wenn diese Fremderwartung, die noch nicht einmal der objektiven Realität entsprechen muss (der Glaube an die Erwartung reicht!), zudem auch noch der ursprünglichen eigenen Zielsetzung gleichkommt, wie etwa *»Räum doch mal dein Zimmer auf«* oder *»Iss doch mal was Vernünftiges«*, dann wehrt sich der Trotzkopf sogar gegen seine eigenen Ziele – Hauptsache, er verteidigt seine Entscheidungsfreiheit und fühlt sich nicht bevormundet.

Mein Tipp an die Trotzköpfe: Schenken Sie Ihren Bevormundern deren Triumph. Gönnen Sie ihnen das Gefühl, vernünftiger, klüger, reifer zu sein als Sie – Hauptsache, Sie sind symptomfrei. Wenn Sie nämlich absichtlich den Erwartungen entsprechen, dann sind Sie wieder am längeren Hebel und Ihre Psyche bewahrt ihre Verwirklichungsfähigkeit (Macht).

Nur damit keine Missverständnisse entstehen: Ich rate sicherlich nicht zum »Kriechen«. Es mag jedoch Menschen geben, die zu oft und zu sehr bevormundet worden sind und jegliche Art von Zugeständnis für Unterwerfung halten. Ich rede von strategischem Denken. Strategisches Denken bedeutet: Man verfolgt seine Ziele, tritt aber nicht aufgrund fehlender Impulskontrolle in Dissonanz mit den Mitmenschen, sondern behält die Konsequenz im Blick. Das lohnt sich sicherlich nicht bei jedem. Es mag Menschen geben, bei denen es einem gleich sein kann, ob sie in Zukunft Sabotageversuche unternehmen. Aber es gibt ja Menschen, von denen man auch morgen noch Unterstützung möchte. Zur Illustration ein Beispiel: Wenn ich eine Katze streichle, damit sie schnurrt – wer nutzt dann wen aus?

Wer absichtlich nicht trotzt, der ist wirklich frei. Sogar Ratgeber-Bücher schweben in der Gefahr, von einem Trotzkopf wütend mit Verachtung gestraft zu werden, wie einige meiner Leserbriefe zeigen. Strategisches Denken ist das Gegenmittel gegen Trotz. Es gibt aber auch noch ein anderes, welches Sie beim Trotzkopf anwenden können.

Die Chance für den Arzt:
Trotz dem Trotz

Falls Sie Arzt, Seelsorger oder einfach nur Angehöriger eines notorischen Trotzkopfes sind, dann probieren Sie einmal folgenden Trick: Sagen Sie Ihrem Problemfall, dass es besser wäre, er hörte auf Ihren Rat, wenn er noch eine Chance auf Lebensqualität haben möchte. Er solle sich am besten ein paar Stunden Zeit nehmen und Ihnen ausschließlich zuhören und Ihre Fragen beantworten. Werfen Sie dann einschränkend ein, dass dies allerdings ein gewisses Maß an Intelligenz und Charakterstärke erfordere und ihn womöglich doch überfordere – vielleicht wäre es doch besser, er mache so weiter wie bisher, lande im Krankenhaus und stelle voller Stolz fest, dass er wieder einmal seinen starken Willen durchgesetzt hat. Ich weiß nicht, ob ein Arzt – rein juristisch gesehen – so etwas zu seinem Patienten sagen darf, aber ich verspreche Ihnen, dass diese Anti-Trotz-Taktik schon sehr oft gute Dienste geleistet hat. Der Trotzkopf wird Ihnen beweisen wollen, dass er sehr wohl intelligent und charakterstark genug ist, um sich helfen zu lassen.

Sie sollten den Trotzkopf allerdings weder missionieren noch unter Druck setzen, sondern ihm völlig emotionslos erklären, dass er nun die Wahl habe, entweder nach Ihren Regeln zu spielen oder ganz auszusteigen. Ich sage Klienten, bei denen ich Trotz verspüre, ganz offen, dass ich für sie weder ein Freund noch ein Papa sein will, aber dafür die beste Hilfe, die sie für ihr Geld bekommen können – wenn sie das möchten. Das öffnet meist die Tür zu einem sehr bewegenden und heilsamen Gespräch, an dessen Ende die Symptomfreiheit beginnt.

Als Arzt haben Sie mit absoluter Sicherheit schon die Erfahrung gemacht, dass einige Patienten eigentlich seelischen

Kummer haben und eher Verständnis, Aufmerksamkeit und Zuspruch brauchen als eine medizinische Versorgung. Das sind jene Patienten, bei denen Sie als erfahrener Mediziner sofort merken, dass hinter den nächtlichen Herzattacken (Angina pectoris) das Gefühl, nicht geliebt zu werden, steckt und hinter der chronischen Verstopfung ein unglaublicher Perfektionismus, also die Angst, etwas Schlechtes zu produzieren.

Wäre es nicht wünschenswert, wenn Sie diesen Menschen tatsächlich helfen und diese Leistung zudem abrechnen könnten? Somit würde Ihr Gespräch effektiv und kein »brotloser Wohlfahrtsdienst«. Selbst Neueinsteiger unter den Ärzten benötigen für ein solches Gespräch zur Auflösung einer Symptomursache zwei bis drei Sitzungen mit drei bis vier Stunden und können dies als »individuelle Gesundheitsleistung« (IGeL) in Rechnung stellen. Ich empfehle hierfür einen Satz von mindestens 225 Euro pro angefangene Stunde zuzüglich der üblichen Kassenleistungen wie Anamnese und Diagnose. Wenn Sie gründlich arbeiten, ist es für Ihren Patienten das Geld allemal wert, denn Sie brauchen ja nur einen oder vielleicht zwei Termine. Ganz selten in derselben Thematik auch mal drei. Legen Sie noch weitere Leistungen drauf, wie etwa die Reparatur des geringen Selbstwertgefühls, der unterdrückten Femininität oder der Angst vor Ablehnung, so wie wir das hier stets anstreben, ist der Tag für Ihren Klienten unbezahlbar. Ich habe Menschen erlebt, die bereit gewesen wären, auch 10.000 Euro für die nebenwirkungsfreie nichtmedikamentöse Befreiung von ihren Symptomen zu bezahlen.

Die Erfahrung zeigt: Wenn Sie als Mediziner ein paar Male erfolgreich allein mit ein paar Fragen und einem gründlichen Reframing des Stressauslösers eine Allergie, Phobie oder Depression aufgelöst und dafür zudem ein angemessenes Honorar bekommen haben, mit dem Sie sich entlohnt fühlen, werden Sie von einer überwältigenden Mehrheit medikamentenmüder Patienten empfohlen.

Wenn Sie außerdem Ihre Patienten darüber aufklären, was Sie als Arzt noch zusätzlich im Repertoire haben, wird die Praxis voller, denn schließlich ging bislang noch nie jemand wegen einer Spinnenphobie oder einer Platzangst zum Hausarzt – in Zukunft schon!

Hand aufs Herz: Ist das nicht besser, als dem frustrierten Patienten Pillen zu verschreiben, deren Nebenwirkungen Sie nach einer Weile ebenfalls mit Pillen bekämpfen – ohne die Aussicht zu haben, dass es dem Patienten wirklich eines Tages gut geht? Wie wäre es, wenn Ihr Patient Sie als Arzt voller Dankbarkeit in sein Nachtgebet einschließt, weil Sie ihm den Glauben an Ihre Heilkunst zurückgaben und er in der ganzen Familie von Ihnen als einem Arzt, der wirklich heilt, spricht? Sagen Sie mir nicht, dass Sie das kaltlässt, Hippokrates.

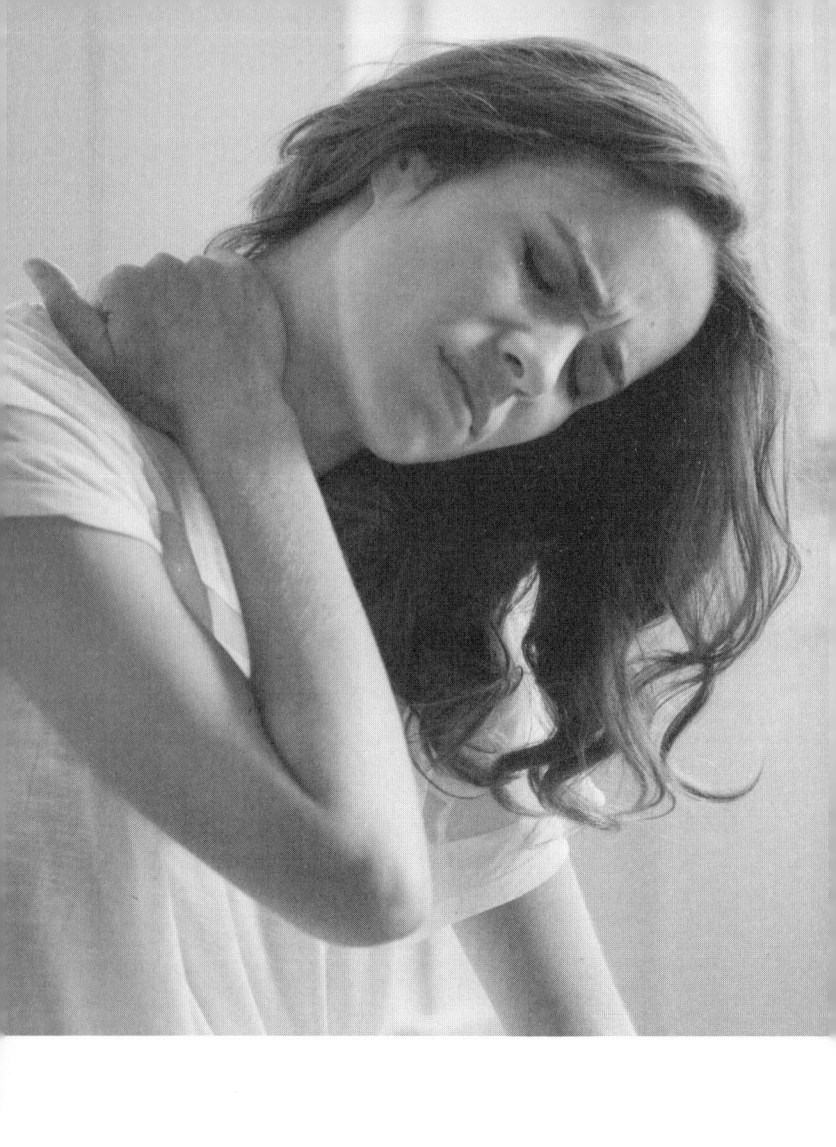

4. Symptom oder Krankheit?

Im Folgenden wage ich einige Erklärungsversuche zu den psychosomatischen Hintergründen von Krankheiten, die von der Schulmedizin als nahezu unheilbar oder zumindest als »rätselhaft« eingestuft werden. Ich glaube, mit diesem Hintergrund erscheinen die Symptome weder als mysteriös noch als unheilbar, sondern als sehr plausibel. Die Schlüsselfrage zur Erhellung dieser leidvollen Erscheinungen lautet: »*Warum ausgerechnet dieses Symptom?*« Auf diese Frage im konkreten Einzelfall eine Antwort zu finden, ist wie das Lösen einer mathematischen Gleichung:

Auf der einen Seite sehen wir das Symptom, etwa eine chronische Bronchitis, auf der anderen Seite eine Unbekannte – Letzteres wäre der Grund dafür, etwa die Angst des Säuglings beim Absaugen des Fruchtwassers aus den Lungen, einhergehend mit dem Gefühl, einer übermächtigen Autorität schutzlos ausgeliefert zu sein, derweil es ein deutliches Gefühl in der Bronchiengegend gibt. Sobald wir den gemeinsamen Nenner gefunden haben, der das Symptom mit seiner körperlichen Verortung erklärt, haben wir auch den therapeutischen Lösungsansatz. Bevormundung einer Übermacht (Chef, Partner) erinnert unbewusst an den stressbehafteten Eingriff; die Bronchien entzünden sich. Der Hustenreiz ist der wahrnehmbare Hinweis auf die verborgene Ursache. Eigentlich einfach, wenn man weiß, wo man suchen muss, oder?

Beginnen wir mit einer Störung, für die es noch nicht einmal eine einheitliche Definition gibt – das Borderline-Syndrom.

Borderline-Störung –
intelligente Rache der Misshandelten

Das Borderline-Syndrom gilt in der Fachliteratur als schwierig einzustufen und wird als Persönlichkeitsstörung, die sich zwischen Psychose und Neurose – also auf der Grenzlinie (= engl. borderline) beider Erkrankungen – bewegt, beschrieben. Die bekanntesten Symptome sind das »Schneiden«, also das selbstverstümmelnde Einritzen der Haut, meist an den Armen (was nicht immer auftritt), sowie eine Verhaltensauffälligkeit, die mit »*Ich liebe dich, ich hasse dich*« beschrieben werden kann. Die Betroffenen schwanken zwischen Verehrung und Verachtung der anderen Person hin und her und fürchten gleichzeitig, von ihr verlassen zu werden. Weitere Kennzeichen, die nicht kontinuierlich, sondern intermittierend auftauchen, sind leichte Kränkbarkeit, Depressivität, Wut, Angst, sexuelle Störungen sowie eine beobachtbare Unfähigkeit zu konstanten, geschweige denn konfliktfreien Sozialkontakten.

Darüber hinaus neigen Borderliner zur Unterwürfigkeit (Devotion). Vom Borderline-Syndrom sind weit mehr Frauen als Männer betroffen. Folgende Gemeinsamkeiten bei den Betroffenen sind auffällig:

Borderliner ...

→ sind überdurchschnittlich intelligent, fühlen sich aber stets intellektuell unterschätzt,

→ wurden in der Kindheit extrem misshandelt (psychisch und/oder körperlich) und

→ werden von ihren Mitmenschen – auch von anderen Borderlinern – als wahrnehmungsgestört empfunden.

Daraus ergibt sich das Muster, mit dem der Borderliner versucht, seine Machtlosigkeitserfahrung zu kompensieren: Rache, um verstanden zu werden. Der Borderliner schafft es in der ersten Phase der Kontaktaufnahme, dass man ihn als sympathisch, ernsthaft Hilfe suchend und therapeutisch mitarbeitend (compliant) erachtet. Dies wird unter anderem mit uneingeschränkter Bewunderung, Vorschussvertrauen, viel Hoffnung und der oben genannten Unterwürfigkeit erreicht. Dann folgt Phase 2: Sobald der Partner, Therapeut oder Freund sich eindeutig verständnisvoll und zur Hilfe bereit zeigt, provoziert der Borderliner seinen Mitmenschen auf sehr subtile Weise in einer Art, die beim Helfer eine Hilflosigkeit mit anschließender Ablehnungsreaktion erzeugt. Mittels dieser Ablehnungsreaktion wird der Helfer nun emotional erpresst. Ihm wird vorgehalten, nicht ernsthaft hilfsbereit und vertrauenswürdig zu sein, und im Folgenden wird er für weitere Depressionen und Selbstverstümmelungen verantwortlich gemacht.

Damit zeigt der Borderliner seiner Mitwelt unterbewusst und genau, wie es ihm in der Kindheit ergangen ist: Das Urvertrauen zur ersten Bezugsperson wurde massiv erschüttert, was einen hilflosen Kampf um Anerkennung in Gang gesetzt hat. Im Klartext: Der Borderliner sucht sich einen »lieben« Menschen, provoziert ihn, damit er sein scheinbar »wahres Gesicht« zeigt, und lässt ihn fortan emotional leiden. Er übt damit generalisierte Rache an seinen Mitmenschen, um denen zu zeigen, wie der Borderliner sich schon sein Leben lang fühlt – in der unbewussten Hoffnung, verstanden und damit wieder anerkannt zu werden. Die Selbstverstümmelung dient dem Konsolidieren der Entfaltungsfähigkeit, denn der Borderliner »kommt« dem unbewusst befürchteten echten Peiniger, wie etwa Chef, Lehrer, Vater,

Mutter, Partner, »zuvor«. Damit bleibt das Machtgefühl erhalten, denn alles, was man selbst tut, kann man auch selbst dosieren oder wieder sein lassen. Mit diesem Trick wird aus dem Opfer ein Täter, womit die Gefahr des Kontrollverlustes für die Psyche gebannt ist.

Mit den folgenden Schritten zur Symptomentkopplung lösen Sie die Störung auf:

❶ Dem Borderliner wird zunächst die obige Reflexion der Störung dargelegt, sodass er sich nicht länger hinter dem Alibi »Krankheit«, das ihm die Medizin leichtfertigerweise verschafft hat, verschanzen kann – er bekommt damit die Verantwortung für sein Verhalten zurück.

❷ Zudem bekommt er auch die Anerkennung dafür, dass das Hervorbringen der Störung eine sehr intelligente Strategie ist (der Therapeut bleibt damit auf Augenhöhe mit dem Patienten).

❸ Dann brauchen Sie dem Borderliner nur noch die Möglichkeit zu geben, mittels bildhaftem Erleben die Biografie des Misshandlers nachzuvollziehen (Reframing) und damit zu erfahren, dass dieser selbst problembehaftet war. Damit wird die Einflusskompetenz des Misshandlers untergraben, auch er wird auf Augenhöhe »zurückgestutzt« und hat damit keine emotionale Macht mehr über den Betroffenen.

❹ Mit dieser emotionalen Erfahrung wird der Borderliner Mitleid für seinen Misshandler empfinden und ihm verzeihen. Durch die Eingrenzung auf einen Verursacher wird die Generalisierung zurückgenommen, das Rachesyndrom wird dadurch aufgelöst, die Störung verschwindet – wie immer ohne Medikamente, sondern mit Informationen.

Creutzfeld-Jacob-Syndrom – das aufgegebene Gehirn

Ein Sechzigjähriger aus meinem persönlichen Umfeld war bis dato lebenslustig und kerngesund gewesen, bis die rätselhafte Krankheit quasi über Nacht ausbrach. Das Gehirn eines CJS-Patienten ist durchlöchert wie ein Schwamm, innerhalb kurzer Zeit verliert er seine wichtigsten Gedächtnisfunktionen und Koordinierungsfähigkeiten. Das Endstadium wird rasch erreicht und mündet in Tod durch Ersticken aufgrund fehlenden Atemimpulses. Das CJS soll durch Prionen ausgelöst werden, die man vorzugsweise in rohem Fleisch zu sich nimmt. Bei meinem Bekannten lässt sich zwar sagen, dass er oft Mettbrötchen aß, aber ansonsten durch seine zwanghafte Strukturliebe und extreme Inflexibilität auffiel. Nachdem zwei Todesfälle in der Familie, nämlich der seiner Mutter und seiner Ehefrau, sein gesamtes Konzept von Stabilität und Sicherheit ins Wanken gebracht hatten, erkrankte der Mann und baute zusehends innerhalb weniger Wochen massiv geistig ab. Die Frage »*Warum ausgerechnet dieses Symptom?*« wird aus meiner Sicht klar beantwortet: Er *wollte* nicht mehr denken. Die Anpassung an die neuen Lebensumstände überforderte und stresste ihn derart, dass die Prionen ungehindert zuschlagen konnten. Mettbrötchen machen niemanden krank – es sei denn, man hat einen Grund dafür. Dieser Mann war zeitlebens auffallend geistig unflexibel (obwohl durchaus intelligent und humorvoll) gewesen. Seine zwanghafte Ordnungsliebe grenzte an Starrsinn. Meine Vermutung ist, dass die beiden Todesfälle ihm derart viel Flexibilität abrangen, dass er vor lauter Überforderung unter Dauerstress stand. Erst dadurch konnten die Prionen ihre grausame Arbeit tun, das Auflösen ganzer Gehirnstrukturen.

Morbus Bechterew – der brave Lastenesel

Bei dieser schmerzhaften, chronisch verlaufenden entzündlich-rheumatischen Erkrankung krümmt sich die Wirbelsäule des Patienten so, als würde der Betroffene förmlich schwere Säcke schleppen. Die Wirbelgelenkszwischenräume verknöchern und scheinen sich stabilisieren zu wollen. Diese Krankheit gilt zwar offiziell als unheilbar, jedoch praktiziert seit 1991 der Münchner Geisteswissenschaftler Dr. phil. Eckehard Wüst mit großem Erfolg mit einer von ihm selbst konzipierten Therapie, die darauf abzielt, vorgeburtliche Traumatisierungen durch Bewusstmachungsprozesse unschädlich zu machen.

Die Schulmedizin vermutet, dass diese Krankheit auf eine Störung im Immunsystem zurückzuführen ist. Richtig beobachtet, falsch geschlussfolgert, sage ich da: Die *geistige Abwehr* ist gestört. Das Immunsystem ist von der Angst vor Ablehnung offenbar gleich mitbetroffen. Die Bechterew-Patienten, die ich bislang kennenlernte, hatten alle eines gemeinsam: das Gefühl, etwas aushalten zu müssen. Ein übersteigertes Pflichtgefühl, einhergehend mit starkem Harmoniebedürfnis, kennzeichnet diese Personen. Der Ursprung scheint ein starkes Schuldgefühl aus der Kindheit zu sein – oft das Gefühl, allein durch die eigene Existenz eine familiäre Belastung darzustellen, die man nun fortan zu sühnen versucht. Auch ich empfehle therapeutisch weder eine Operation noch eine Spritze, sondern ein Schuldgefühl-Reframing und ein Motivationscoaching zur Entfaltung und Aufrichtung der Persönlichkeit. Es läuft immer wieder auf dasselbe hinaus: Chronischer Stress schwächt den Körper und verschafft dem Kranken mit seiner Schwäche Alibis für Insuffizienz und Versagen.

Diabetes Typ II – Schuldgefühl für unverdiente Belohnung

Es mehren sich die Fälle von Menschen, die ihre durch erworbenen (nicht angeborenen) Diabetes bedingte langjährige Insulinpflicht loswerden wollen. Dass dies ein durchaus hoffnungsvolles Unterfangen und möglich ist, zeigt die Praxis. Man kommt der Symptomgenese auf die Spur, wenn man sich überlegt, welche Funktion das Hormon Insulin beziehungsweise das betroffene Organ, die Bauchspeicheldrüse, im Körper innehat. Es geht um das Aufspalten von Kohlenstoffverbindungen – Zucker.

Zucker hat psychologisch gesehen einen besonderen Stellenwert: Er ist Bestandteil von Nahrungsmittel-Belohnungen. Und er ist mit einem Bann belegt. Unterschwellig wird Zucker für gefährlich gehalten und gilt daher eigentlich als »verboten«. Wenn nun ein Mensch den massiven Glaubenssatz verinnerlicht hat, er habe für seine Leistungen keine Belohnung verdient, weil er nicht hart und perfekt genug arbeite, oder seine Existenz sei eine Belastung für andere (bei ungewollt gezeugten Kindern finden wir das häufig), dann werden die Stresshormone genau jenes Organ an der Ausübung seiner Funktionen hindern, welches dem Körper seine unverdiente Belohnung verfügbar machen wollte. Das Auflösen des frühkindlich erworbenen Schuldgefühls lässt den Körper wieder gesunden, so zeigt die Erfahrung.

Morbus Crohn – sich selbst verdauen

Krankheiten der Verdauungsorgane – wie Morbus Crohn, Colitis ulcerosa, Reizdarm, Magenbrennen – können durchaus lebensgefährlich sein. In ihrer Folge können Darmverschluss oder Blutungen sehr ernste Ausmaße annehmen. Dabei beruhen diese Symptome, wie oben schon erwähnt, auf Angst vor Ablehnung, die nicht aufgelöst wird. So ist etwa unser Magen nicht nur ein Speicherorgan, sondern auch ein Säureregulierer; durch einen komplexen chemischen Prozess ist er in der Lage, Säuren zu bilden, um diese letztlich dem Blut fernzuhalten. Sie erinnern sich: Säure entsteht durch Stresshormone.

Allein durch unterdrückte Wut und nicht abreagierten Ärger werden Neurotransmitter wie Adrenalin, Histamin und Acetylcholin ausgestoßen und regen in einer Kettenreaktion die Bildung von Magensäure an. Genau diese Säure ist auf körperlicher Ebene dazu da, alles von außen Kommende zu zersetzen. Der Magensäurespiegel steigt, und der Darm bekommt Schübe von nichtneutralisierter Säure. So verdaut sich der Körper praktisch selbst – doch alles ist nur eine körperliche Rettungsmaßnahme, um das Blut vor Übersäuerung zu schützen. Eine tiefenpsychologisch fundierte Anti-Stress-Therapie brachte sofortige und dauerhafte Schubfreiheit. Eine MC-erkrankte Bekannte von mir, die seit Wochen schon fast nur noch von Tee und Brei lebte und sich von ihren operationsbereiten Ärzten wie von Geiern beobachtet fühlte, aß bereits am selben Abend nach unserem vierstündigen Termin ein herzhaftes Grillwürstchen mit Senf und eine Folienkartoffel – ohne Folgen für den Darm.

Tinnitus und Schwerhörigkeit – der Schrei nach Ruhe

Wem die Ohren rauschen, pfeifen oder sausen, der hat meist schon längst die »Ohren voll«. Ich nenne Tinnitus den »Schrei nach Ruhe«, weil ein Bevormundungsgefühl für eine permanente Überreizung des akustischen Zentrums im Gehirn sorgt. Diese Art von Hörstörung verschwindet oft spontan im Urlaub, vorausgesetzt, dort kann ungestörter Freiraum genossen werden. Ausgelöst wird sie oftmals durch ein Knalltrauma, erhalten wird sie durch chronischen Stress, welcher mit »Gehörtem« zu tun hat. »Gehorsam sein müssen«, das Gefühl, einer Bevormundung nicht entfliehen zu können, hält das Ohrgeräusch aufrecht. Die klassische Schwerhörigkeit ist auf die gleiche Ursache zurückzuführen. Man will nicht mehr hören. Das erkennen Sie sehr gut daran, dass Unangenehmes schlechter gehört wird, erst recht in Stresssituationen, als Angenehmes in ausgeglichenen Gefühlslagen. Wenn das Hören wieder mehr Vorteile als Nachteile hat, braucht kein Mensch dazu ein Hörgerät.

Ein Beispiel, das zeigt, wie Bevormundungsgefühle zu körperlicher Beeinträchtigung führten und deren Auflösung einer »Reparatur« gleichkam: Vor Jahren kam ein etwa 65-jähriger Mann zu mir in die Praxis, der eigentlich nur das Rauchen aufgeben und dabei etwas abnehmen wollte. Auffallend war seine besondere Schwerhörigkeit. Interessanterweise hatte mein Klient, nennen wir ihn Willi, sein Hörgerät an diesem Tag vergessen. Er bat mich, für ihn laut zu sprechen. Nun interessiert mich ja stets, welchen biografischen Hintergrund meine Klienten mitbringen, und so begann ich mit der üblichen Analyse seiner Kindheitserfahrungen. Willi war Erstgeborener von dreien und hatte eine überaus dominante und herrische Mutter. Diese hatte bei ihrem ältesten Sohn offenbar einen besonderen erzieherischen Eifer an den Tag gelegt und pflegte, um sich Gehör zu verschaffen, ihre Moralpredigten oft mit den Worten einzuleiten: »*Hör zu, Freundchen ...!*« Das Zuhören wurde so für den bevormundeten Willi zu einer Machtlosigkeitserfahrung, weil ihm immer, wenn er zuhören musste, stets irgendeine Einschränkung seiner Freiheit drohte.

Als Hintergrundinformation sollten Sie vielleicht noch wissen, dass viele Menschen, die sich zu einer Raucherentwöhnung entschließen, die bange Vermutung haben, wir würden ihnen das Rauchen verbieten, Abstinenz verordnen und sie zum Verzicht mahnen, was bei vielen Methoden, allerdings nicht bei unserer, zutrifft. Kein Wunder also, dass Willi an diesem Tag sein Hörgerät (unterbewusst) lieber zu Hause gelassen hatte, wollte er doch eigentlich nicht hören, dass er das Rauchen, seinen »geliebten Feind«, aufgeben sollte. Um sich nicht, wie befürchtet, von mir das Rauchen verbieten zu lassen, »sabotierte« Willi unterbewusst seinen Gehörsinn (seinen »Gehorsam«!).

Doch was geschah, als ich mit meinem »Ermächtigungscoaching« fertig und die Freiheit zum Rauchen oder Nichtrauchen wiederhergestellt war? Willi hörte meine leisesten Worte mühelos wie ein Luchs. Es hatte ja für ihn auch keinen psychologischen Nachteil mehr zu hören, sondern nun einen Vorteil – das Wissen um seine Entscheidungsfreiheit.

Unser Coaching bringt Freiheit und nimmt sie nicht. Wir sehen wieder einmal: Es sind unsere eigenen Gedanken, die uns Alterserscheinungen hervorbringen lassen, und nicht so sehr die verstrichene Lebenszeit.

Schlafstörungen – Ruhe ist gefährlich

Einschlaf- und Durchschlafstörungen sind ein Klassiker der Angst vor Kontrollverlust. Mit unserer Frage »*Warum ausgerechnet dieses Symptom?*«, also warum ausgerechnet der Schlaf, in dem wir uns alle doch normalerweise erholen, plötzlich zu einer Gefahr geworden sein soll, schaffen Sie Klarheit.

Sie werden mit der Frage immer wieder darauf stoßen, dass der von Schlafstörungen Betroffene schlechte Erfahrungen damit gemacht hat zu schlafen, weil genau dann die Gefahr drohte. Nicht der Schlaf ist das Problem, sondern das, was einem droht, wenn man an nichts Böses denkt und friedlich schläft. Das kann eine Nachtschwester gewesen sein, die das Kleinstkind zur schmerzhaften Blutentnahme weckte, oder ein nächtlicher Granatenbeschuss oder ein alkoholisierter Elternteil, welcher nachts das Kind mit Vorwürfen aufschreckte. Wenn Schlafen gefährlicher als Müdigkeit ist, schläft der Mensch eben nach Möglichkeit nicht.

Ich habe Menschen kennengelernt, die über viele Jahre nur ein bis zwei Stunden Schlaf bekamen, tagsüber natürlich zwischenzeitlich die ein oder andere Viertelstunde in »Zwangstrance« verbrachten, also vor sich hindösten, aber ansonsten keinerlei neurologische Auffälligkeit zeigten. Vor Jahren rief eine verzweifelte Mutter an und bat mich, ihrer vierjährigen Tochter zu helfen. Seit vielen Wochen schon wachte die Kleine gegen drei Uhr nachts von Albträumen geplagt auf, kam weinend ins elterliche Schlafzimmer und legte sich zu den Eltern. Diese waren jedoch durch die stetige nervenaufreibende Störung sehr dünnhäutig geworden und stauten Aggressionen auf. In einem Telefonat erklärte ich der Kleinen (von der ich nur wusste, dass sie nachts in einem deutschen Krankenhaus geboren wurde), dass Angst keine Dummheit ist, sondern ein Alarmzeichen. Ich ging davon aus, dass sie als Neugeborenes nach der Geburt erschöpft eingeschlafen ist und plötzlich noch einmal wegen irgendeiner Untersuchung geweckt werden musste, dabei womöglich feststellte, dass sie nicht bei ihrer Mutter lag, sondern allein – wo sie dann dem Zugriff der »Bösen« ausgeliefert war. Ich sagte ihr, sie solle sich vorstellen, sie könnte wie ein Vogel von oben auf das Haus gucken, in dem sie wohnte, und durch das Dach in die Wohnung sehen. Da wäre ihr Kinderzimmer zu sehen, das Zimmer ihres Bruders, die Küche, das Wohnzimmer und das Schlafzimmer ihrer Eltern. Die wären folglich gar nicht so weit weg von ihr, ergo: Sie ist nachts nicht allein. Und immer wenn sie nachts aufwachte, solle sie sich erneut vorstellen, dass die Eltern ja nur ein paar Meter weit von ihr liegen und dass da auch kein anderer in der Wohnung sein kann.

Das ganze Telefonat dauerte nur eine Viertelstunde. Im Anschluss daran wunderte sich die Mutter, dass ihre kleine Tochter einem fremden Mann so aufmerksam zugehört hatte. Doch noch mehr wunderten sich die dankbaren Eltern darüber, dass die Kleine fortan nachts in ihrem Bettchen blieb und durchschlief, wie ich ein paar Wochen später von der Mutter erfuhr!

Allergien –
Wut und Feigheit machen krank

Allergien sind keine Krankheiten, sondern Autoaggressivitäts-symptome. Katzenhaare, Birkenpollen und Hausstaubmilben machen keinen Menschen krank. Diese Stoffe, die sogenann-ten Allergene, sind lediglich die Auslöser für eine nach innen gerichtete Abwehrreaktion aufgrund einer Konditionierung. Ich habe in meinen früheren Büchern dieses gar nicht so rät-selhafte Phänomen hinlänglich beschrieben, sodass ich hier nur noch auf die oben genannten zehn Fragen zur Symp-tomentkopplung verweisen möchte.

Allergien bei Kleinstkindern nehmen ihren Ursprung be-reits im Mutterleib. Bestimmte Stoffe werden mit Stresshor-monen in einen Zusammenhang gebracht und lösen unter Stress wieder eine Abwehrreaktion aus. So wird eine »Lak-toseintoleranz« schnell als »Mutterallergie« erklärlich. Doch die Laktose war zu keiner Zeit das Problem, sondern das Auf-tauchen der Laktose in einer stressbedingten Situation oder Absicht. Ob Gluten-, Eiweiß- oder andere Nahrungsmittelun-verträglichkeiten – die Spur führt fast immer zu Erlebnissen von Bevormundung durch die Eltern. Entspannt sich das Ver-hältnis zu ihnen, verschwindet die Allergie, wie sie gekom-men ist: in Sekunden.

Kluger Krebs und kluge Lösung

Krebs ist ein heikles Thema, denn die Krebstherapie verschlingt Unsummen an Geldern, mit denen Hunderttausende von Menschen in Heilberufen und verwandten Berufen ihren Lebensunterhalt sichern. So zynisch es klingen mag: Krebs ist ein großer Arbeitgeber. Da jedoch das entartete Zellwachstum zum Angstmacher Nummer eins stilisiert worden ist und allein die Angst, die eine Krebsdiagnose erzeugt, schon unsägliches Leid und nicht selten den Suizid des Betroffenen nach sich zieht, möchte ich einige Hinweise geben, mit denen dieses Symptom etwas besser verstanden werden kann.

Übrigens hatte ich selbst im Jahr 2019 eine Krebsdiagnose. Es hieß, ich hätte nur noch wenige Wochen zu leben. Warum jeder Krebs bekommen kann, was die Hintergründe bei mir waren und warum ich das in Rekordzeit wieder spurenfrei losgeworden bin, erfahren Sie in einem Interview, das Thomas Schmelzer im Dezember 2019 auf Mystica.tv mit mir führte. Es ist manchmal nicht verkehrt, mit Skalpell, Tablette oder Tinktur dem Körper zu helfen, Zeit zu gewinnen. Aber danach sollte man auf jeden Fall die Symptomursache ergründen und auflösen. Sie finden das Interview auf meiner Website: **www.andreaswinter.de/media**

Bereits mit der Nabelschnur bekommen wir alle die vermeintlichen Krebsverursacher, die freien Radikalen, mit. Doch ganz offensichtlich reicht das alleinige Vorhandensein dieser Stoffe im Körper nicht aus, um eine Krebserkrankung zu bekommen. Im Kapitel »Stress macht den Unterschied« verwies ich bereits auf die Eigenschaft der Stresshormone, bestimmte Körperfunktionen zu blockieren. Stress hat eine Adresse. Für mich stellt sich bei Krebserkrankungen also immer die Frage: Warum ist ausgerechnet dieses oder jenes Organ betroffen? Welche »schlechten Erfahrungen« hat ein Mensch mit diesem Organ gemacht? Bei Brust- und Gebärmutterkrebs ist die Antwort meist noch einfach zu finden: Die betroffenen Frauen erfuhren Weiblichkeit als Nachteil und kämpfen – natürlich unbewusst – einen Kampf um Rehabilitation. So ist dann eines Tages das Ziel erreicht. Nach Entfernung des störenden Körperteils, das im Laufe von Jahren Symbolcharakter erhalten hat, erhofft sich die Frau, endlich als Mensch respektiert zu werden und nicht einfach nur als Frau. Hierzu finden Sie später im Buch noch ein tragisches Fallbeispiel mit glücklichem Ausgang.

Etwas schwieriger wird es bei Hautkrebs oder Leukämie. Hier sollten auf jeden Fall die somatischen Faktoren (Strahlung, Gifte, Erbfaktoren) genauestens untersucht werden. Sind hier mit Sicherheit keine echten Krankheitsursachen auszumachen, so landen wir zwangsläufig beim subjektiven Empfinden des Menschen. Leukämie kann ein Hinweis auf verzweifeltes Abwehren von empfundener Bedrohung durch Nahestehende sein. Ist Ihnen das zu abwegig? Dann erinnern Sie sich bitte daran, dass es hier allein um das subjektive Empfinden des Betroffenen geht. Gerade Kinder, die voller Vertrauen die Meinungen und Urteile der Eltern (bis ins Blut) aufnehmen, stehen in der Gefahr, sich gegen die »Liebsten«, von denen sie ja völlig abhängig (und damit symbolisch angenabelt) sind, nicht wehren zu können. Leukämie wäre damit eine Art an die Familie gerichtete Abwehr.

Der gefürchtete schwarze Hautkrebs, der ebenso wie Leukämie schon relativ junge Menschen töten kann, ist in seiner Symbolik ebenfalls schwierig zu entdecken. Betrachtet man aber den biologischen Vorgang, der zu einer entarteten Zellvermehrung führt, stellt man fest, dass eine

Krebszelle ihre Nachbarzellen gewissermaßen »umprogrammiert«. Da die Haut unser äußeres Kontaktorgan ist, kommt man dem malignen Melanom etwas auf die Spur: Ein permanentes, nie aufgelöstes Bevormundungsgefühl könnte die »Panzerbildung« begünstigen. Das massive Wuchern von Hautzellen als Zeichen eines Wunsches nach einem »dickeren Fell« wäre damit praktisch die gegenteilige Reaktion von einer Neurodermitis, bei der ja die Dünnhäutigkeit als Friedensappell zur Schau gestellt wird. Zwei Strategien derselben Ursache – einmal Rückzug (Neurodermitis), einmal Konfrontation (Krebs).

Eine weitere Krebsart, die sich nun fast von selbst erklärt, ist der Darmkrebs. Unterdrückter Ärger wird meist über Jahre »in sich hineingefressen« und fordert eines Tages seinen Tribut. Ausgelebte natürliche Aggressivität könnte meiner Ansicht nach auch ein Hinweis darauf sein, warum beispielsweise Haie und Krokodile keinen Krebs bekommen; beide Spezies scheinen nicht fähig zu sein, chronischen Stress in Autoaggressivität münden zu lassen. Vielleicht sollte man zum Verständnis von Krebs noch wissen, dass es den Körperzellen einigermaßen egal ist, welches Organ sie bilden beziehungsweise welchen »Auftrag« sie erfüllen. Die sogenannten »entarteten Zellen«, die wir bei einem Krebsgeschwür beobachten, sind an sich nicht krank – dann wären sie ja nicht lebensfähig oder würden wieder gesund werden. Sie funktionieren im biologischen Sinne hervorragend und vermehren sich enorm – nur im Sinne des Gesamtorganismus »tanzen sie aus der Reihe«, weil sie offenbar einen anderen »Auftrag« bekommen haben. Tumoren werden somit intelligenterweise niemals das Opfer von chronischem Stress! Die Eigenschaft bestimmter Stresshormone ist ja, Organe an deren Funktion zu hindern, damit uns durch unser Verhalten nicht noch größere Gefahr droht. Die scheinbar »dummen« Zellklumpen eines Tumors steuern nicht unser Verhalten, sondern versuchen, die vergifteten Organe am Leben zu erhalten! Stress durch Angst vor Kontrollverlust wäre somit eine Eigenschaft, welche die meisten Krebsarten begünstigte, denn Kontrolle ist das Gegenteil von Vertrauen; und Vertrauen bedeutet wiederum, das Gesamtsystem ohne Einmischung arbeiten zu lassen. Nicht vergessen: Wir reden hier von unbewussten Einmischungen, die aber faktisch vorhanden sind. Stressbehaftete Einmischung in physiologische Funktionsvorgänge kann krank machen. Angstfreiheit und (Selbst-)Vertrauen beheben diesen Mangel, denn der Körper weiß selbst am besten, wie er gesund bleibt.

So könnten wir die Liste der Krebsarten weiter fortführen, doch die Faustregel bleibt stets die gleiche. Es sind die folgenden Fragen, die auf die richtige Spur führen: Warum wird ausgerechnet dieses Organ vernichtet oder verändert? Welche Bedeutung und welche Funktion hat dieses Organ? Welchen Vorteil hätte die psychische Entfaltungsmöglichkeit der Seele, wenn es das betroffene Organ nicht gäbe? Mit dem ergänzenden Audio-Coaching (siehe S. 87) ist es Ihnen möglich, der Ursache auf den Grund zu kommen und diese unschädlich zu machen.

Abschließend noch ein Fallbeispiel:

Reinhard war 65, als er von seinem Arzt die erdrückende Diagnose eines malignen Prostatakrebses bekam. Völlig verzweifelt rief er meinen Kollegen Holger an und bat um einen Termin, weil er glaubte, mit einer psychologischen Ursachenanalyse würde er zumindest der Metastasenbildung vorbeugen können. Nach kurzer Rücksprache mit mir erklärte mein Kollege seinem Klienten die Psychologie seines Symptoms: das Vernichten der eigenen, maskulinen Geschlechtsfähigkeit vor dem Hintergrund einer vom Ehemann sexuell bedrängten Mutter, die für ihn in der Kindheit – im Gegensatz zum Vater – eine positive Bezugsperson gewesen war. Mit diesem Eltern-Muster suchte Reinhard sich eine entsprechend »anständige« und »sexuell eher desinteressierte« Ehefrau, die er selbstverständlich ebenfalls nicht mit seinen sexuellen Wünschen bedrängen wollte. Doch wohin mit seinen sexuellen Bedürfnissen? Ganz einfach: Vernichten! Krebs ist kein Zufall, werde ich nicht müde zu betonen, sondern die Folge einer krank machenden Lebensweise. Mein Kollege reflektierte jedenfalls in einem dreistündigen Termin all die Zusammenhänge und rief mich einen Tag später an, mit der Rückmeldung, beim Klienten hätte es »so richtig ›klick‹ gemacht«. Genau zehn Tage später hatte ich einen Anruf von einem fassungslosen Holger auf der Mailbox: Sein Klient käme gerade von der klinischen Untersuchung wieder – es sei kein Befund mehr festzustellen. Der PSA-Wert, mit dem man auf ein Prostatakarzinom schließen kann, sei von alarmierenden 22 Mikrogramm pro Milliliter Blut auf nahezu unverdächtige acht Mikrogramm gesunken. Wunderheilung? Nein! Das Gehirn kontrolliert permanent jede Einzelne unserer Körperzellen, und wenn wir das unterbewusste Stressempfinden verändern, so erholen sich unsere Zellen dementsprechend.

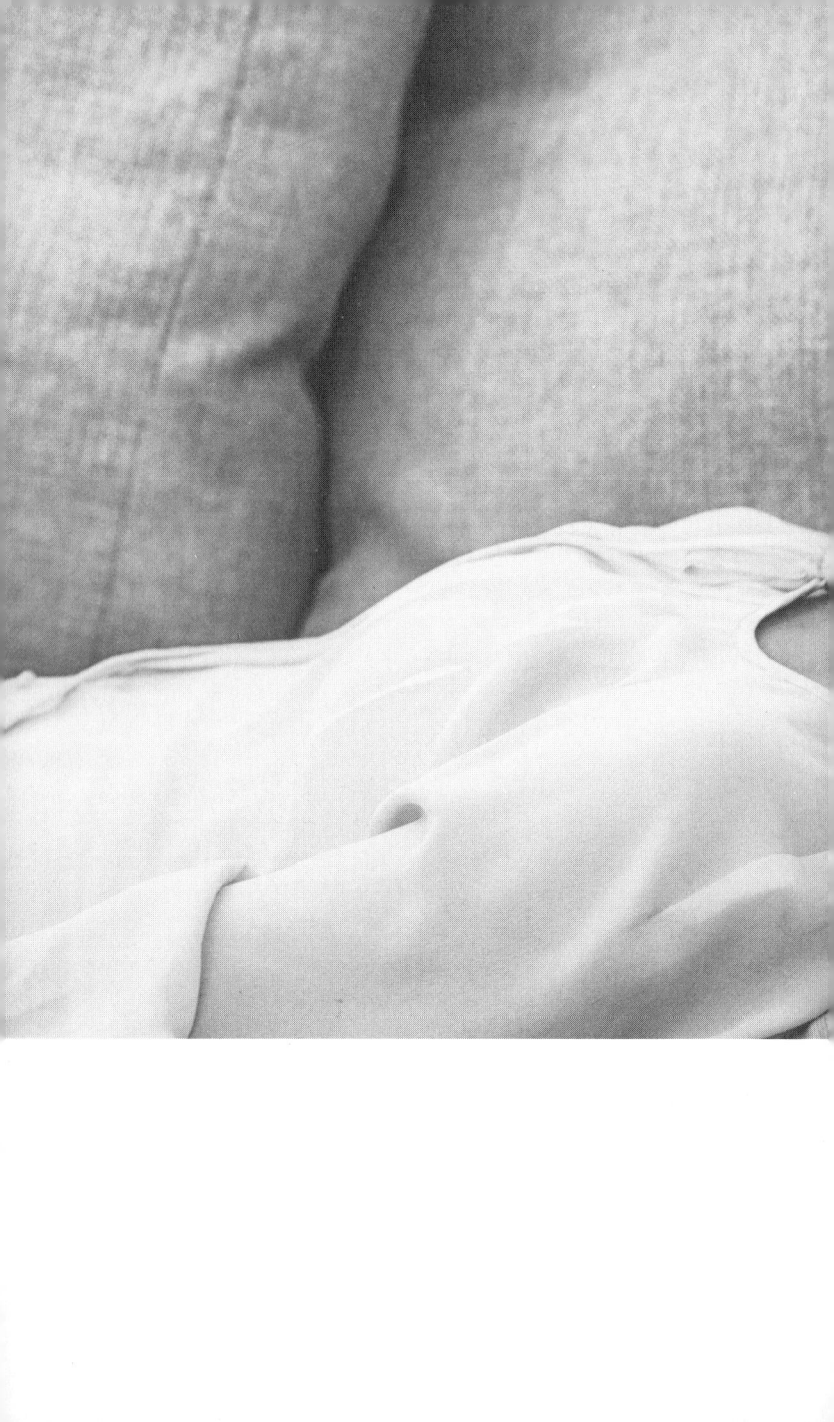

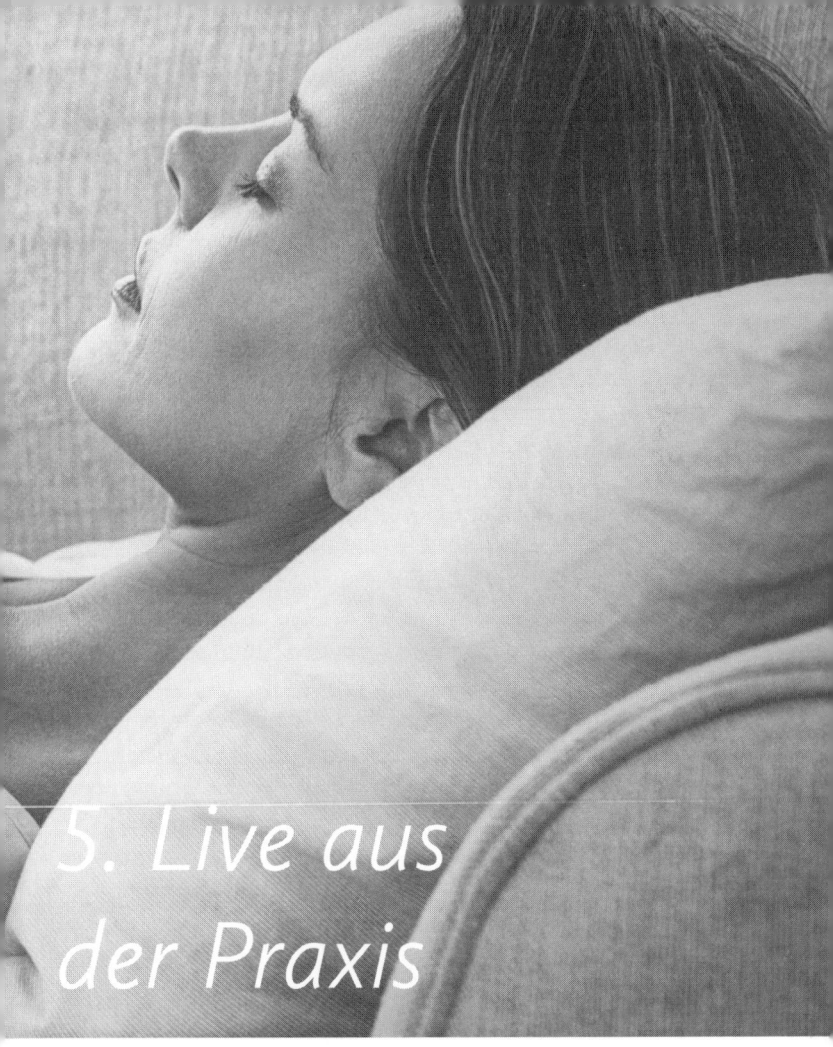

5. Live aus der Praxis

Im Folgenden lesen Sie einige Fallgeschichten aus meiner fast 35-jährigen Berufspraxis sowie Beispiele erfolgreicher, von mir ausgebildeter Gesundheitsberater. Anhand dieser Darstellungen sehen Sie, wie einfach und effektiv das erkenntnisorientierte Coaching zur Problemlösung eingesetzt werden kann.

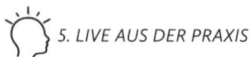

Spinnenphobie

Als ich in einem meiner Ausbildungskurse – es war im Frühjahr 2011 – meine Teilnehmer fragte, ob jemand in der Runde eine spezifische Phobie hätte, meldete sich Luise mit einer Spinnenangst. Sie neigte dazu, in Anbetracht von Spinnen extrem panisch zu werden, und besorgte sich meist einen Staubsauger, um die Tiere damit einzusaugen. Ich bat die akademisch gebildete Vierzigerin, am Seminartisch mit geschlossenen Augen eine Situation zu schildern, in welcher sie diese Angst deutlich gespürt habe. Es folgte die Beschreibung einer Szene auf einer Kellertreppe: Der Anblick des dunklen Kellers ließ Luise regelrecht erstarren. Auf die Frage, wo im Körper sie dieses Gefühl verspüre, kreuzte sie die Arme, fasste sich mit den Händen an die Rippen und sagte zitternd: »Weiß ich nicht.« Einem erfahrenen Therapeuten wird hier sofort klar: Da sitzt was! Denn sagt jemand in Hypnose: »Weiß ich nicht!«, ist das immer ein Hinweis auf Verdrängtes. Es musste also etwas Schreckliches mit den Rippen geschehen sein. Ich fragte weiter, was ihre früheste Erinnerung an dieses Gefühl war. Luise beschrieb ein weiteres Erlebnis mit ihrem Cousin, der sie als Kind mit einer toten Spinne, die er ihr unter die Nase hielt, geärgert hatte. An dieser Stelle stellt sich stets die Frage: »Und was ist daran so schlimm?« Eine tote Spinne ist definitiv keine Gefahr für einen Menschen. Es musste also etwas geben, das den Stress erzeugt hatte und mit der Spinne in einen Zusammenhang gebracht worden war. Wieder fasste sich Luise an die Rippen. Zögerlich beschrieb sie eine Szene, in der sie im Kinderwagen lag. Sie fühlte sich von der Mutter alleingelassen und weinte jämmerlich. Ihre Tante war offenbar bei ihr und versuchte, sie mit Kitzeln an den Rippen wieder aufzuheitern. Das war sicher so ziemlich das Letzte, was die kleine Luise in diesem Augenblick gebrauchen konnte. Doch die kitzelnden Hände wurden Jahre später mit den vielbeinigen Spinnen assoziiert und, mehr noch, sie trugen die gleiche Botschaft: Spinnen sind gesellschaftlich geächtet und üben über uns Kontrolle aus. Sie sehen alles, ziehen Fäden wie Alarmdrähte, sind längst schon in unserer Umgebung vorhanden, bevor wir sie bemerken, und zeigen uns, wie sehr wir ausgeliefert sind – so denken wir. Das den Stress verstärkende Kitzeln der Tante in einer Situation, in der die Kleine Schutz oder Trost gebraucht hätte, wurde durch den Cousin mit seinem Machtspielchen angetriggert – und fertig war die Spinnenphobie. Die simple Auflösung der Ängste geschah rasch durch ein Reframing, in welchem ich Luise in die Rolle einer fürsorglichen Mutterspinne versetzte, die von einer angstvollen Frau mit dem Staubsauger eingesaugt wird. Ich ließ das Tier in Luises Gedanken imaginär durch den Staub elendig ersticken, sodass ihr kleiner Spinnen-Nachwuchs im Keller verhungern musste. Das langte bei Luise bereits, damit sie Spinnen, die ja ohnehin niemals das eigentliche Problem gewesen waren, künftig respektvoller betrachten konnte. Die Angst war aufgelöst, wie der anschließende Test mit einer großen Gummispinne deutlich zeigte.

Diese Art von Spinnenphobie-Therapie ist extrem effektiv, sanft, schnell und von jedem zu erlernen. Leider gibt es auch heutzutage noch »mittelalterliche« Methoden, wie folgender Beitrag zeigt:

Am 10. Mai 2011 postete eine Teilnehmerin in meinem Internetforum ihre Erfahrungen mit zwei verschiedenen Therapieformen:

»Hallo zusammen,

zur Konfrontations-Therapie möchte ich kurz meine Erfahrung mitteilen. Zunächst möchte ich vorausschicken, dass ich von klein auf eine wirklich sehr starke Spinnenphobie und leichte Hö-

henangst hatte. Ich stand in Gegenwart einer Spinne echte Todesangst aus! Ihr kennt das bestimmt: feuchte Hände, Herzrasen und das Gefühl, dass die Spinne immer AUF MICH ZUKAM.

Vor ca. 5 Jahren sah ich zum ersten Mal etwas von der Konfrontations-Therapie im Fernsehen. Und ich dachte mir: Selbst ist die Frau. Also begann ich damit, mich mit Spinnen zu konfrontieren. Ich bereitete ein großes, dickwandiges Glas und ein Stück dicke Pappe vor und wartete auf die nächste Spinne. Als sie auftauchte, fing ich sie mit dem Glas und der Pappe ein und zwang mich, die Spinne lange anzusehen, und mit der Zeit wich die Panik.

Nach ca. zehn solchen Versuchen konnte ich die Spinne über meine Hand laufen lassen, und inzwischen kann ich Spinnen mit der Hand fangen und nach draußen setzen. Ein Freund von mir hält mehrere Vogelspinnen, und die Ungefährlichen habe ich schon auf mir rumkrabbeln lassen.

So weit, so gut ...

Nachdem ich die Spinnenphobie abgelegt hatte, waren wir in Las Vegas im Urlaub, und bei der Gelegenheit besuchten wir den ca. 500 Meter hohen Stratosphere Tower. Ich kannte ja eine leichte Höhenangst bei mir, aber als diesmal die Türen des Fahrstuhls aufgingen, war ich wie gelähmt. Ich stand eine Stunde in der Mitte des Turms an die Wand gepresst und dachte, ich muss sterben.

Tja, blöde Symptomverschiebungen ...

Ich hatte zwar die Spinnen vom Angstgefühl entkoppelt, aber meine Psyche hatte sich einen passenden Ersatz gesucht.

Vor ca. einem Jahr habe ich dann ein Telefoncoaching von Herrn Winter machen lassen, eigentlich zur Stärkung des Selbstwertgefühls, und als Nebeneffekt hat sich die Höhenangst mit verflüchtigt. Bis jetzt konnte ich nichts anderes feststellen. Also besser ist es, das Übel bei der Wurzel zu packen, weil man sonst seine Symptome vielleicht nur verschiebt.«

Dem habe ich außer Zustimmung nichts hinzuzufügen.

Höhenangst

»Sie haben Höhenangst? Dann sind Sie auch ein schlechter Beifahrer im Auto!« Mit diesen Worten überrasche ich oft meine Klienten, die von der sogenannten »Akrophobie« gepeinigt sind. Dabei gehen Höhenangst und Flugangst meist – nicht immer – einher und sind eine klassische Angst vor Kontrollverlust, die einen zur Passivität gezwungenen Beifahrer ebenso heimsucht.

Ich habe im Dezember 2010 am Ende eines öffentlichen Vortrags ins Publikum gefragt, wer von den Anwesenden unter einer Höhenangst oder Spinnenphobie leide, die er jetzt hier an Ort und Stelle loswerden wolle. Ein Mann von ca. sechzig Jahren meldete sich spontan. Er gab an, seit dem zehnten Lebensjahr unter extremer Höhenangst zu leiden; allein bei dem Gedanken an ein hohes Gebäude empfinde er das seltsame Gefühl von Angst, er müsse sich von dort hinunterwerfen. Ohne Vorbereitung, ohne besondere persönliche Fragen kamen wir rasch darauf, dass eine Verkettung von mütterlicher Besorgnis, Skiunfall, Bevormundungsgefühlen und dem in seiner Generation fast üblichen Trauma durch einen nachgeburtlichen Klaps auf den Po die Symptomursache war. Seinen chronischen Hörschwierigkeiten gingen wir bei der Gelegenheit mit auf den Grund. Die gesamte Analyse und Auflösung dauerte keine 20 Minuten.

Einen Monat später zeigte mir der Mann voller Stolz ein Foto, das er mit seiner Mobiltelefonkamera aufgenommen hatte – aus der Gondel eines Riesenrades in rund 48 Metern Höhe!

Migräne: Die Perfektionistenkrankheit – in einer Kneipe kuriert [31]

Olaf litt bereits im jungen Alter von 19 Jahren unter Migräneanfällen. Die hämmernden Kopfschmerzen waren begleitet von Übelkeit, Lichtempfindlichkeit und absoluter Antriebshemmung. Soweit er sich erinnern konnte, hatte er solch einen Migräneschub zum ersten Mal vor einer seiner Abiturklausuren bekommen, sodass er sich ein ärztliches Attest für einen Nachschreibetermin besorgen musste. Seine Anfälle häuften sich und kamen in unregelmäßigen Abständen. Nicht nur die Schule oder später der Beruf, sondern auch seine Freizeit waren davon betroffen. Als Gitarrist in einer Band musste Olaf einen wichtigen Auftritt vor einer Jury ausfallen lassen, da er nicht anders konnte, als sich vor Schmerzen vier Stunden vor Konzertbeginn mit heruntergelassenen Rollläden ins Bett zu verziehen. Die Enttäuschung seiner Freunde war zwar groß, aber krank ist nun mal krank.

Olaf war einer meiner ersten Fälle – ich war damals 23 Jahre alt. Wir kamen in einer Kneipe nach ein paar Bieren auf seine Kopfschmerzen zu sprechen (liegt doch nahe, oder?). Ich wusste allerdings bis dato gar nicht, was eine Migräne überhaupt ist, und so beschrieb Olaf mir ausführlich seine Qualen. Ich fragte mich, wo der Krankheitsgewinn liegen mochte (es gibt ihn immer, wenn keine eindeutig somatischen Ursachen vorliegen). Nach wenigen Fragen an Olaf hatte ich das Muster, nach dem seine Kopfschmerzen auftraten, heraus: Immer wenn eine Situation bevorstand, in der Olaf zu versagen drohte, hinderte ihn sein hämmernder Kopfschmerz daran, sich dieser Situation überhaupt zu stellen, und lieferte ihm ein perfektes Alibi dafür, sich der potenziellen Misserfolgsquelle zu entziehen. Sein Vater hatte ihn als Jungen dazu angetrieben, immer nur das Beste zu leisten. Die »Nummer zwei« zu sein, galt als Schande. Der hierdurch heraufbeschworene Perfektionismus erzeugte bei Olaf eine derartige Versagensangst, dass er lieber ganz ausfiel, als nur zweitbeste Leistungen zu erbringen.

Als ich Olaf in unserem Kneipengespräch die ganzen Hintergründe darlegte, wurde er erst sehr nachdenklich, dann sehr wütend auf seinen Vater; doch nachdem ich seinen Blick auf Alternativmöglichkeiten zur Migräne gelenkt hatte, wirkte er erleichtert. Wir unterhielten uns bei einem weiteren Bier insgesamt etwa zwei Stunden über das Thema, bis ich den Eindruck hatte, dass ihm sein Symptom nun absolut logisch und erklärbar erschien. Ich hatte noch weitere vier Jahre freundschaftlichen Kontakt zu Olaf – unter Migräne hatte er nach unserem Gespräch bis dahin nicht wieder gelitten. Er war davon offenbar kuriert – ohne Hypnose, Akupunktur oder Medikamente wohlgemerkt!

Aufklärung kontra Chemotherapie – k.o. in der ersten Runde!

Dass eine Chemotherapie nicht heilt, sondern an Russisches Roulette grenzt, wird heutzutage kein seriöser Arzt leugnen. Die Mortalitätsrate ist enorm hoch, die Anfälligkeit für Infektionen steigt während der Chemotherapie massiv an und vor allem: Das, was den Menschen krank gemacht hat, wird durch die rattengiftähnlichen Medikamente nicht im Geringsten behoben. Dass Tumoren die sehr wichtige Aufgabe haben, die durch oxidativen Stress vergifteten Zellen des betroffenen Organs am Leben zu erhalten, darüber herrscht zwar medizinische Gewissheit, aber ansonsten tiefes Schweigen im weißen Kittel. Lieber riskieren Ärzte den Tod von Patienten, als ihre eigene pharmakologisch finanzierte Ideologie zu überprüfen. Dass es sich durchaus lohnen kann, Menschen ohne regelmäßig in die Venen gepumptes Gift zu helfen (wenn es nicht schon zu spät ist), zeigt der folgende Fall.

Im Juli 2010 erreichte mich diese E-Mail:

»*Hallo, lieber Herr Winter,*

ich habe bis auf Ihre zwei letzten Bücher alle gelesen. Sie haben meiner Weltanschauung zu einer ziemlichen ›Neuordnung‹ verholfen. Ich habe diese Texte gebraucht, da sie viele meiner offenen Fragen beantworteten. Zumindest bin ich nach unzähligen Versuchen, Nichtraucher zu werden, erst dank Ihres ›Aufdeckens‹ des Irrtums, man sei nikotinsüchtig, frei geworden. Nun weiß ich, dass dieses Symbol ›Zigarette‹ für andere Dinge stand.

Jedoch zum Grund meiner E-Mail: mein Schwager Robert. Bei ihm wurde vor drei Wochen ein Magenkarzinom Stadium T3+ mit umliegendem Lymphknotenbefall diagnostiziert. Jedoch ohne weitere Metastasenbildung. *Therapievorschlag der Schulmedizin: neun Wochen Chemo (Standard), OP (Magenentfernung), anschließend weitere neun Wochen Chemo.*

Mir ist klar, dass es Krankheiten gibt, deren Ursprung ein oder mehrere Gifte (Rauch, Kaffee, Helicobakterium etc.) sind. Aber wenn Ihre These (Krankheit durch Psyche) hier zutreffen würde, gäbe es dann die Chance, durch eine Behandlung bei Ihnen meinen Schwager zu retten (besser gesagt, die Chancen prozentual wesentlich zu steigern)? Die Chemo soll nächsten Dienstag losgehen, ich wäre sehr dankbar, wenn ich eine Antwort bekäme.

Hinweis: Mein Schwager glaubt nur an die Naturgesetze (keine Religion). Er mag keine Schulmedizin, ist ein fundierter Pflanzenkenner (Praktiker), er sucht Erklärungen für alles immer durch Einsetzen seiner Logik, die einige Menschen sehr begeistert, manche auch befremdet. Er ist sehr gütig und überaus höflich sowie hilfsbereit. In manchen Dingen verschlossen und engstirnig, jedoch vermeidet er immer, jemandem wehzutun. Er denkt immer (wirklich stets) an den nächsten Menschen und ist sehr sparsam. Er ist sehr familiär und ›Akzeptieren‹ ist sein Motto, selbst bei dieser Krankheit.«

Bericht im September 2010:

»Hallo, lieber Herr Winter,

wie versprochen hier der aktuelle Stand von Robert: OP abgeschlossen seit zwei Wochen (Magen komplett entfernt), er lebt jetzt mit ›künstlichem‹ Magen. Interessant ist der Abschlussbericht der Bundeswehrklinik. Ein behandelnder Anthroposoph und sogar erstaunlicherweise der Chemo gebende Arzt (der eigentlich den Ruf hat, seine Chemo hoch zu preisen) haben die gleiche Stellungnahme:

Schlüssel → Das Siegelringkarzinom ist von T3 auf TN geschrumpft, das ist ein unglaublicher ›Sprung‹! T3 = kurz vor dem totalen ›metastasierenden‹ Todeskrebs (T4). TN = Tumor-Null-Stadium. *Und die magenbenachbarten Lymphdrüsen sind komplett frei von Befall (im Gegensatz zur Situation vor dem Besuch bei Ihnen). Das auch noch bei einem Siegelringkarzinom-Tumor, der als äußerst aggressiv einzustufen ist. Seit fünf Jahren sei ein solch positiver Fall nicht mehr in der Bundeswehrklinik-Viszeralabteilung Ulm aufgetreten. Der Patient gilt als geheilt.*

Nun weiß niemand, ob es die Chemo war, die so außerordentlich gut angeschlagen hat, eine in Stuttgart teilweise durchgeführte Misteltherapie oder Ihr Ansatz, der eingedrungen ist in die Psyche von Robert. Um die Wahrheit zu sagen, ist es der Familie egal, was es letztendlich war (vielleicht auch eine Kombination), jedenfalls sind alle sehr, sehr glücklich über die ausdrücklich positive Zukunftsaussicht. Leider sind alle dafür, eine ›Nachtherapierung‹ mit Chemo durchzuführen, um mögliche ›Mikrometastasen‹ vollends zu zerstören. Ich jedenfalls sorge dafür, dass mein Schwager die Änderungen, die er in seiner ›Steuerung‹ durchgeführt hat, beibehält.

Er hat für alle merklich einen neuen Kurs eingeschlagen. Ich glaube fest, dass der ›Löwenanteil‹ Ihr Verdienst war. Manchmal ist eben selbst dem Geist eine Grenze gesetzt, jedoch kann der Glaube bekanntlich Berge versetzen, so wird diese Grenze wohl nun doch etwas versetzt worden sein durch Abschütteln alter Verhaltensmuster und Denkstrukturen. Jetzt muss mein Schwager noch klarkommen mit den Beschwerden, die so ein künstlicher Magen mit sich bringt, aber wir helfen ihm.

Danke Ihnen nochmals von ganzem Herzen, Herr Winter. Das Gute wird Ihnen mehrfach zurückgegeben werden.

Nachsatz: Mein Schwager hat es nun in seiner Hand, das weiß er! Er lässt ausrichten, dass Sie seine Geschichte, wenn Sie diese für Ihre Forschung oder Bücher brauchen, gerne veröffentlichen dürfen.«

Nachsatz von mir: Im Mai 2011 brach Robert zu einer Abenteuer-Reise zu Fuß durch Sardinien von Ost nach West auf! Seine Behandlung bei mir hatte einen Termin von neun Stunden umfasst. Wir bearbeiteten seine übersteigerte Selbsthärte, sein Bestreben, wie ein makelloser Heiliger dastehen zu wollen, und seine unterdrückte, aber ins Maßlose gesteigerte Verachtung für Ungerechtigkeiten. Ich zeigte ihm auf, dass er sich selbst als Richter über Moral und Unrecht aufspielte, um unterbewusst zu demonstrieren, wie verkannt er in seinen guten Absichten war. Robert verstand, dass er sich selbst offenbar vor lauter unerlöstem Stress den Magen, das Organ, welches »alles, was geschluckt wird, speichert« vernichtet hat. Nach zwei Monaten galt Robert als »geheilt«!

Brustkrebs als Ausweg aus der Mutterrolle

Dieses Beispiel einer medizinisch nachgewiesenen Auflösung der Ursachen von Brustkrebs berichtet eine Mitarbeiterin aus meinem Team. Im Sommer 2009 suchte eine Rollstuhlfahrerin, nennen wir sie Birgit Z., die seit Geburt unter einer Lähmung aller Gliedmaßen (Tetraspastik) litt, Hilfe, da sie eine Brustkrebsdiagnose erhalten hatte.

Die Körperbehinderung von Birgit Z. war durch eine Sauerstoffschuld während des Geburtsvorganges mit Komplikationen entstanden. Sie ist die Jüngste von drei Geschwistern einer extrem strengen und überbehütenden Mutter, welche sich für die Behinderung ihrer Tochter überaus schämte und diese häufig zu Hause versteckte. Alles, was eine fröhliche und unbeschwerte Kindheit oder Jugend ausmacht, wurde Birgit vorenthalten oder verboten. Hierdurch entwickelte Birgit im späteren Alter eine starke Opferhaltung mit blockierenden Glaubenssätzen wie: *»Ich habe nichts«*, *»Die anderen besitzen alle mehr und haben es besser als ich«*.

Mit ihrem Ehemann Lothar verstand sich Birgit anfangs blendend. Mit ihm erlebte sie die angenehmen Seiten des Lebens wie Reisen, Feiern und Tanzen. Sie brachten eine gemeinsame Tochter zur Welt, die sich jedoch ab der Pubertät als extrem schwierig, frech und aggressiv entwickelte, schließlich die Schule abbrach und in mehreren instabilen Partnerschaften drei Kinder zur Welt brachte.

Auch Lothar wurde immer unzufriedener, und die ganze Familie geriet in stetig eskalierende Konflikte. Schließlich wurde Lothar zuckerkrank, bekam eine Herzinsuffizienz und verlor seine Arbeit. Birgit machte sich immer mehr Sorgen und versuchte nun noch intensiver, für ihre Familie da zu sein. Sie opferte sich auf. Die Rollen wurden vertauscht – was vorher ihr Mann für sie übernommen hatte, übernahm nun Birgit. Sie kümmerte sich um ihren Ehemann.

Die Schreckensdiagnose Brustkrebs war für die Rollstuhl-fahrerin ein großer Schock, wurde jedoch zugleich zur Chance, über sich und ihr Leben nachzudenken.

Zu Beginn des Coachings ermittelte meine Kollegin mit einem Biofeedback-Gerät massive Erschöpfungszustän-de, starke Depressionen und eine sehr skeptische, kritische Grundhaltung bei Birgit. Hier wurde sehr deutlich, dass sie womöglich jahrelang nicht ihre eigenen Bedürfnisse aus-gelebt hatte. Die ungewollte Mutterrolle, die sie gegenüber ihrem Ehemann eingenommen hatte und gegenüber ihrer lebensuntüchtigen Tochter nicht loswurde, vernichtete buch-stäblich ihre körperlichen Mutter-Attribute, die Brust (lat. »mamma«). Der Krebs war ein Hinweis auf den Konfliktherd, so wurde Birgit im Coaching bewusst.

Mit der Hilfe ihres Coaches bekam Birgit entgegen der üblichen klinischen Routine keine Chemotherapie, sondern eine Hormontherapie und Bestrahlung. Dies stellte das gerin-gere Übel dar, doch der therapeutische Durchbruch kam mit der Veränderung der Lebensumstände. Birgit verließ ihren uneinsichtigen Mann, suchte sich eine eigene Wohnung und verringerte den Kontakt zur Tochter.

Meine Kollegin schreibt in ihrem Abschlussbericht: »*Nach zwei Jahren Krankheitsgeschichte ist Birgit Z. vom Brustkrebs ge-heilt, gesund und glücklich. Sie lebt nun allein in einer sehr schö-nen Wohnung, ist von ihrem Mann getrennt, aber befreundet. Spekulieren kann man nun darüber, welche Therapie letztendlich zur Genesung geführt hat. Ich persönlich glaube, dass ein glückli-cher Mensch nicht krank werden kann.*«

Erfolge meiner Schüler

Aufgrund meiner Erfahrung behaupte ich nicht nur, dass ein Mensch meinen Ansatz innerhalb weniger Seminartage lernen und erfolgreich anwenden kann – meine Teilnehmer beweisen es sogar. Lesen Sie die folgenden ermutigenden Fallbeispiele:

Prüfungsangst durch Geburtskomplikation

Dieses Fallbeispiel steuerte mein Mitarbeiter Darius Sobhan-Sarbandi bei. Der Diplom-Sozialpädagoge arbeitet seit 2006 in meinem Institut Andreas Winter Coaching. Mit ihm zusammen entwickelte ich eine effektive Methode des Schülercoachings, über die im Mankau Verlag im Jahr 2020 das Buch »Schulzeit ohne Stress! So stärken Sie Ihr Kind in drei Schritten«erschienen ist. Hier ist sein Bericht:

»Als die vierzehnjährige Alina vor einigen Jahren zusammen mit ihrer Mutter zu uns ins Institut kam, wirkte sie zunächst wie ein ganz gewöhnliches Mädchen ohne irgendwelche Auffälligkeiten. Die Beziehung zu ihrer Mutter war gut, und diese wirkte weder dominant noch überbemutternd. Ich war also gespannt zu erfahren, mit welchem Anliegen sie uns aufgesucht hatte.

In den meisten Fällen können wir als Coach schon auf den ersten Blick erkennen, mit welchem Thema eine Person zu uns kommt. Doch hier schien erst einmal alles ganz normal. Als ich die junge Dame dann fragte, was sie zu uns geführt hatte, sagte sie: Angst vor Prüfungen, vor allem im Fach Mathe. Ansonsten sei alles in Ordnung. Die Beziehung zu den Eltern als auch den Lehrern sei gut. Schule mache ihr so weit Spaß, nur diese merkwürdige und sehr vereinnahmende Angst vor und in Matheprüfungen mache ihr zu schaffen. Die Blockade in Mathearbeiten war so stark, dass sie regelmäßig Fünfen schrieb, obwohl sie zu Hause gelernt hatte und nach Abfrage mit ihrer Mutter alle gestellten Aufgaben befriedigend lösen konnte. Auch Nachhilfe brachte sie nicht weiter. Wie auch, die Blockade wurde ja durch die Nachhilfe nicht gelöst, sondern verursachte eher noch mehr Verzweiflung, da sie jetzt annahm, optimal auf Prüfungen vorbereitet zu sein, und hierdurch der Erwartungsdruck, gute Noten schreiben zu müssen, stieg.

Nachdem wir alle Eckdaten ihres Lebens zusammengetragen hatten, wurde mir schnell klar, wo die Ursache der Blockade möglicherweise zu finden sein konnte. Doch bevor ich ihr meine Einschätzung mitteilte, wollte ich von ihr wissen, wie es ihr denn ging und wie sie sich fühlte, wenn die Angst vor und während einer Prüfung aufstieg. Sie antwortete, dass sie das Gefühl hätte, der Hals würde sich ihr zuschnüren und sie bekäme fast keine Luft mehr. Während sie das sagte, hielt sie sich mit einer Hand am Hals. In der Prüfung war sie dementsprechend unkonzentriert und trotz großer Anstrengung nicht in der Lage, einen roten Faden weiterzuverfolgen.

Der Hals schnürte sich ihr zu? Die Ursache hatte ihre Mutter uns ein paar Minuten vorher erläutert, ohne sich dessen bewusst gewesen zu sein. Das Mädchen hatte während der Geburt mehrmals die Nabelschnur um den Hals geschlungen, was dazu führte, dass sie ihre erste große Herausforderung (ihre Geburt) als extrem bedrohlich erlebt hatte. Genau die gleichen Symptome erschienen bei Prüfungen, die für sie auch eine Herausforderung darstellten. Als ich ihr die Zusammenhänge erklärte und ihr verdeutlichte, dass die Symptome sie eigentlich schützen wollten, war ein Aha-Erlebnis geschaffen, und wir nutzten eine Trancereise, um sie das traumatische Erlebnis erneut in einem neuen Licht sehen zu lassen. Damit hatte das, was sie erlebt hatte, ab sofort weder kognitiv noch emotional Einfluss auf sie. Sie war frei.

Ein paar Wochen später erfuhr ich, dass sie, die sonst immer Fünfen in Mathe heimgebracht hatte, ihre erste Drei geschrieben hatte. Sogar ohne besonders viel dafür zu lernen, geschweige denn Nachhilfe zu nehmen. Die Blockade war aufgelöst. Allein durch eine Erkenntnis.«

Der Ballast eines schweren Schuldgefühls

Die nächste Fallgeschichte stammt von Gianni Coria aus der Schweiz. Gianni war Anfang 2010 in meiner 5-tägigen Ausbildung gewesen und hatte danach noch einen ganztägigen Auffrischungskurs besucht. Er hat sich mittlerweile durch seine gründlichen Coachings einen sehr guten Ruf erworben.

»Martha, 57 Jahre, eine mittelgroße, schlanke Frau aus Deutschland, litt unter erheblichen Hüftschmerzen, welche bis tief in ihr linkes Bein strahlten. Diese Beschwerden hatten eine einseitige Belastung zur Folge, sodass sie bereits deutlich hinkte und mit schmerzverzerrtem Blick in meine Praxis trat.

Ihre Freundin, eine ehemalige Klientin, vereinbarte bei mir einen Termin für sie. Sie selbst kannte meine Arbeit noch nicht und wusste demzufolge auch nicht genau, was auf sie zukommen würde.

Um eine Vertrauensbasis zu schaffen, erklärte ich ihr vor der Anamnese erst meine Vorgehensweise und Arbeitsphilosophie, dann die Arten der Entstehung von Schmerzempfindungen. Auf meine Frage, seit wann sie diese Schmerzen quälten, brach Martha in Tränen aus. Sie sei im Haus gestürzt und habe sich dabei den Oberschenkelhals gebrochen. Im Spital hätte man nur eine Lösung gesehen: den Einsatz eines künstlichen Hüftgelenks. Seit der Operation litt sie nun aber an diesen massiv ausstrahlenden, stechenden Schmerzen, welche sie den zuständigen Medizinern nicht mal mehr glaubhaft machen könne. Die Ärzte hätten schon sämtliche

Medikamente sowie Therapien verordnet, doch der Leidensdruck würde einfach nicht abklingen. Heute würde sie gar als Simulantin hingestellt werden. ›Doch glauben Sie mir, Herr Coria‹, beteuerte sie nachdrücklich, ›ich bin keine Simulantin. Ich habe wirkliche Schmerzen. Weshalb nur glauben mir die Ärzte nicht?‹

Über die Stimulation bestimmter Meridianpunkte beruhigte ich meine Klientin erst etwas. Als sich Martha innerlich wieder gefasst hatte, fragte ich, ob sie jetzt für eine kleine Trancereise bereit wäre. Wobei wir eine belastende Situation aus ihrem Leben suchen wollten, um der Ursache dieser ausstrahlenden Beschwerden auf den Grund zu kommen. Martha war einverstanden, und so führte ich sie, mittels einer Entspannungsübung, in die Vergangenheit.

Wir gelangten in eine Situation, in der Martha zwei bis drei Jahre alt war. Marthas Mutter litt an starken Depressionen. Da ein Kind natürlich noch nicht in der Lage ist, mit solchen Krankheitsbildern umzugehen, unternahm sie alles Erdenkliche, um Aufmerksamkeit zu erhaschen und geliebt zu werden. Eines Tages brach ein massiver Depressions-Schub über ihre Mutter herein. Sie rief ihre Tochter in die Küche und beklagte sich massiv über ihr Dasein und erklärte der Kleinen, sie würde ihrem Leben deshalb ein Ende setzen und sich erhängen. Dabei übertrug sie die komplette Verantwortung ihrer schockierten Tochter, indem sie abschließend meinte: ›Du bist dann diejenige, welche sich um alles kümmern muss!‹

Beim erneuten Erleben dieser Situation brach meine Klientin bitterlich in Tränen aus und beschuldigte ihre Mutter für die unzähligen Entbehrungen und Leiden, welche sie umständehalber hatte erdulden müssen.

Die Konfrontation mit den Selbstmorddrohungen der Mutter, verbunden mit der gewaltigen Last der Verantwortung, stellte einen ungeheuren emotionalen Druck für die kleine Martha dar. Dieses Trauma wirkte von diesem Zeitpunkt an ein Leben lang unterbewusst in ihr.

Des Weiteren versuchte sie als kleines Kind ständig, der Mutter alles recht zu machen. Erst später realisierte meine Klientin, dass dies, angesichts der notorisch unzufriedenen Mutter, aussichtslos war. So entwickelte sich aus anfänglich tiefer Liebe, die in einer ständigen Überforderung endete, starker Hass.

Diesen Mutter-Tochter-Konflikt bereinigten wir, sodass sie Verständnis für ihre Mutter entwickeln und ihr wieder versöhnlich entgegentreten konnte.

Bereits während der Trance lösten sich ihre massiven Hüftschmerzen auf. Martha stand im Anschluss auf, belastete ihr Bein und kam nicht mehr aus dem Staunen heraus. Der Schmerz war wie weggeblasen und blieb auch nach zahlreichen Belastungsproben weiterhin aus. Der seelische Konflikt war gelöst und ihr Weg in ein schmerzfreies Leben für sie nun endlich frei.«

Sechs Monate später schrieb Gianni mir in einer Mail:

»Die Kundin war letztes Jahr im September bei mir. Es geht ihr nach mehr als einem halben Jahr noch immer gut. Sie hat bis heute keine Schmerzen mehr in der linken Hüfte und kann normal gehen.«

Wie aus dem Wunsch abzunehmen ein neues Leben wurde

Dieses Beispiel stammt von der Hamburgerin Karoline Vöge. Sie nahm im Januar 2010 an meinem Kurs teil. Es ist ihre eigene Erfolgsgeschichte.

»Im Dezember 2007 war ich mal wieder auf der Suche nach einem Patentrezept zum Abnehmen und stöberte intensiv im Internet nach neuen Schlankheitsgarantien. Ich war zu diesem Zeitpunkt mit 78 kg bei einer Größe von 1,76 m nicht besonders dick, aber eben auch nicht besonders schlank und von meinem persönlichen ›Traumgewicht‹ von 68 kg immerhin 10 kg entfernt. Bis dahin hatte ich in meinem Leben schon fast alles ausprobiert,

was die Diätindustrie bereithielt, landete aber immer wieder und die meiste Zeit bei 78 kg, zweimal sogar bei über 80 kg. An diesem Tag stolperte ich über das Buch ›Abnehmen ist leichter als Zunehmen‹ von Andreas Winter. Und während ich damals noch ausschließlich ans Abnehmen dachte, wusste ich noch nicht, dass das Thema Coaching bald mein ganzes Leben verändern sollte.

In den ersten Monaten verschlang ich alle Bücher von Andreas Winter und alles, was ich noch so zu dem Thema Hypnose finden konnte. Als ich drei Monate später zu Powerscout nach Iserlohn fuhr, um mich das erste Mal in meinem Leben hypnotisieren zu lassen, war ich total aufgeregt. Ich betrat völliges Neuland, hatte ich doch auch in meinem näheren Umfeld niemanden, der mir irgendetwas über Hypnose erzählen oder aus seinem Erfahrungsschatz berichten konnte.

Die Sitzung war sehr angenehm. Ich erklomm in einer Art Traumreise den Berg meines Lebens. Während ich vor meinem inneren Auge einem Weg folgte, der steinig und schmal war, mit einem Rucksack voller Steine gefüllt, und schwitzte und schnaufte, ließ ich meinen Gedanken freien Lauf und ließ alle Bilder und Gefühle einfach geschehen. In dieser Traumreise trennte ich mich schließlich von den schweren Steinen in meinem Rucksack und auch von dem Rucksack selbst und schlug einen neuen Weg ein, der schöner und weiter war als der alte und auf dem ich viel besser laufen konnte.

Das Erstaunliche an diesem Coachingtermin war: Den ganzen nächsten Tag habe ich nur geschlafen, weil ich so erschöpft war, als hätte ich tatsächlich einen Berg bestiegen. Diese Erfahrung beeindruckte mich zutiefst. Ich hatte am eigenen Leib gespürt, was in all den Büchern stand, die ich gelesen hatte: Unsere Gedanken machen unsere Realität. Unseren Gedanken ist es egal, ob etwas tatsächlich existiert oder nur in unserem Kopf – unser Körper reagiert darauf gleichermaßen. Nach diesem Erlebnis fing ich an, mich von innen heraus zu verändern. Ich nahm zwar nicht sofort ab – das sollte noch ein bisschen dauern – aber meine Verhaltensweisen fingen an, sich zu verändern, vor allen Dingen diejenigen, die mir bis dato nicht weitergeholfen hatten.

Ich war bis zu dem Zeitpunkt sehr konfliktscheu und traute mich nicht, Dinge, die mich störten, anzusprechen – aus Angst vor den möglichen negativen Reaktionen (oder wie ich heute weiß: aus Angst, nicht geliebt zu werden). Ich war unfähig, meine Gefühle in Worte zu fassen.

Sowohl in meinen Jobs als auch in meinem Privatleben hatte mich das nicht weitergebracht. Ich war Dauersingle und fühlte mich von den meisten Chefs missverstanden. Das änderte sich sukzessive nach diesem Coaching. Heute, drei Jahre später, kann ich es mir nicht mehr vorstellen, irgendeine Art von Beziehung zu leben, ohne regelmäßig über Gefühle zu sprechen und mögliche Konflikte durch Reden und Kommunikation zu lösen, noch bevor sie richtig aufkommen.

Nach dieser Coaching-Sitzung im April 2008 hatte mich das Fieber gepackt, und ich führte meine Entdeckungsreise zu mir selbst fort. Ich fing an, mich weiterzubilden. Zunächst absolvierte ich eine Ausbildung zum Change-Manager. Ende 2008 beschloss ich dann, mich selbstständig zu machen, und setzte diesen Wunsch im Februar 2009 um. Mein Interesse daran, wie meine Psyche und die der anderen Menschen tickt, war endgültig geweckt, und somit besuchte ich weitere Ausbildungen. Ich bildete mich zum Business-Coach fort, lernte das Channeln, das ist das Wahrnehmen von biophysikalischen Feldern, und landete schließlich beim Neurolinguistischen Programmieren (NLP). NLP beschäftigt sich damit, wie wir mit unserer Sprache uns und unser Umfeld gestalten. Im Januar 2010 entschied ich mich für ein Ganztagescoaching bei Andreas Winter. Es war absolut genial. Ich lernte noch einmal, meine Kommunikation zu verbessern, und *gewann an Selbstvertrauen. Außerdem verabschiedete ich mich von weiteren Glaubenssätzen, die hinderlich waren auf meinem Weg zu einem erfolgreichen, entspannten und glücklichen Leben. Wie von selbst verschwand auch mein Verlangen nach einer Zigarette, das immer noch ab und zu vorhanden war, obwohl ich das (Party-)Rauchen schon vor einiger Zeit aufgegeben hatte.*

Mit Hilfe von Hypnose konnte ich meine Psyche heilen. In Hypnose ist es ganz einfach, in die Vergangenheit zurückzugehen zu den Momenten, in denen das Unterbewusstsein Erfahrungen abgespeichert hat, die uns heute noch an der Erreichung unserer Träume hindern. Diese Erfahrungen können in Hypnose aufgedeckt und umprogrammiert werden, wie ein Fundament, in dem die Risse geschlossen werden und auf dem dann alles andere besseren Halt findet. Ich konnte in Hypnose endlich den Tod meines Bruders verwinden, den ich in sehr jungen Jahren hatte miterleben müssen, indem ich so getröstet wurde, wie es bis dato nicht geschehen, für meine Psyche aber notwendig gewesen war. Ich habe gelernt, dass meine Gefühle etwas wert sind und es deshalb völlig normal ist, zu ihnen zu stehen und sie auszudrücken. Diese Erfahrung hat mir so viel mehr Gelassenheit gegeben und ich genieße dieses Gefühl jeden Tag voller Dankbarkeit.

Weil ich von diesen Wirkungen der Hypnose so begeistert war, lernte ich danach in mehreren Ausbildungen, unter anderem auch in der Ausbildung von Andreas Winter, selbst das Anwenden von Hypnose. Schließlich ließ ich mich im Herbst 2010 vom Deutschen Verband für Hypnose zum Hypnose-Coach zertifizieren und praktiziere in Hamburg.

Und last, but not least: Mein Gewicht hat sich stark nach unten normalisiert, und seit einem halben Jahr führe ich eine glückliche Beziehung mit meinem Traummann! Und wenn ich doch noch einmal wieder eine Baustelle bei mir entdecke, dann weiß ich ja jetzt, wie ich sie bearbeiten kann!«

Amanar – eine Zeitreise in die Realität

Dieser Beitrag stammt von Oliver Gulde – einem Mann, der lange Zeit als Vermögensberater gearbeitet hat und dem Anschein nach weder eine Affinität zu Spiritualität noch zu Esoterik oder assoziierten Themen ausweist. Heute arbeitet er als erfolgreicher Coach nach meinem Ansatz.

»Die Geschichte begann im Jahr 2007 bei meiner Ausbildung zum Gesundheitsberater bei Andreas Winter. Dort erlebte ich meine erste ›Rückführung in ein früheres Leben‹, nachdem Andreas uns Teilnehmern eine mögliche physikalische Erklärung für dieses Phänomen geliefert hatte. Nach kurzer Tranceinduktion fand ich mich in einer Situation als orientalischer Kämpfer in einer Wüstenlandschaft wieder. Ich nahm wahr, wie ich gerade am Boden liegend starb. Über mich beugte sich eine schwarz verhüllte Frau, die mich mit ihren dunklen traurigen Augen ansah. Bevor ich zurück in die Realität, also in das Hier und Jetzt reiste, fragte ich sie noch nach ihrem Namen. ›Amanar‹ war ihre deutliche, aber für mich zunächst rätselhafte Antwort.

Zu Hause angekommen, begann meine Suche nach Amanar zunächst im Internet.

Was dann bis heute alles geschah, folgt in Stichpunkten:

→ *Die Stadt Terres d'Amanar liegt im Atlasgebirge von Marokko.*

→ *Amanar ist der ursprüngliche Name eines Wüstenvolkes, der Tuareg.*

→ *Amanar ist der hellste Stern im Orion, der auch zur Orientierung durch die Sahara dient.*

→ *Ich habe intuitiv die Internetadresse www.amanar.de gesichert.*

→ *Im Jahr 2009 ruft mich die Frau eines echten Tuareg und Silberschmieds an, weil sie gerne die Domain möchte. Nach kurzer Erzählung ermutigt sie mich, weiter auf die Suche nach Amanar zu gehen.*

→ *Afrika Festival Würzburg 2010: Drei echte Tuareg sind verblüfft und neugierig, warum ich den Namen ›Amanar‹ kenne. Sie erklären mir, dass ein Mann seiner Angebeteten sagt: ›Du bist mein Amanar.‹*

→ *Auf der Suche nach dem Symbol für ›Amanar‹ treffe ich dort an einem Zelt den oben genannten Tuareg und Silberschmied. Bei ihm finde ich das Amulett mit dem Amanar-Symbol. Es dient als Wegweiser zu den Oasen.*

→ *Die Reise in der Realität geht weiter … (Raten Sie mal, was ich heute für ein Auto fahre? Einen VW Touareg!)«*

Soweit der Bericht von Oliver Gulde.

Ich persönlich finde es immer wieder spannend, was in Hypnose so alles angestoßen werden kann. Das Unterbewusstsein ist offenbar eine völlig unterschätzte Datenquelle, der wir mehr Aufmerksamkeit und Vertrauen schenken sollten. Angesichts solcher Themen – etwa der Rückführung in frühere Leben – neigen die meisten von uns dazu, die eigene Intuition zu belächeln und verschämt als Unsinn abzutun. Dabei gehen uns allen täglich Dinge durch den Kopf, deren Bedeutung es zu entschlüsseln lohnt, wie beispielsweise das dem Erzähler bis dato völlig unbekannte Wort »Amanar«, welches ihm letztlich interessante Geschäftskontakte einbrachte. Nehmen Sie also Ihre irrationalen Gedanken, Fantasien und Ideen künftig sehr ernst und verfolgen Sie, was sich hinter dem scheinbaren Unsinn wohl verbergen mag.

Heuschnupfen mal eben weg!

Dieses Beispiel ist der Erlebnisbericht eines Klienten, der nach seiner erfolgreichen Allergieauflösung die Fortbildung bei mir besuchte und nun selbst Menschen dabei hilft, Heuschnupfen und Allergien loszuwerden.

»Ich hatte von Psychosomatik keine Ahnung, ich wollte bloß meinen Heuschnupfen komplett aufgelöst haben, ich bin Blumenhändler. Durch gutes Fragen bin ich im Laufe der Sitzung auf mein Ur-Trauma gestoßen.

Mit etwa anderthalb Jahren habe ich mich wie ›der große King‹ gefühlt, weil ich fähig war, meinen Ball ganz weit weg ins Blumenbeet und in Rhododendronbüsche zu schießen. Meine Welt brach zusammen, da meine Mutter wohl Gegenteiliges fühlte. Mit ihrer wütenden und bestrafenden Reaktion entzog sie mir unabsichtlich ihre Mutterliebe, weil ich offenbar ein ›Blumenbeetzerstörer‹ war und nicht, wie gedacht, der ›King‹.

Da war die erste Verknüpfung: Liebesentzug und Dreck oder Pollen = Stress durch Missverstehen.

Danach bin ich dreckig ins Wohnzimmer gegangen und habe wieder Ärger bekommen, ich habe mich fast zu Tode geschämt.

Das nächste Bild war, wie ich voller Stroh – ich habe in der Scheune bei meinem Opa gespielt – und dreckig, wie ich war, ins Auto gestiegen bin und Ärger bekam. Es war eine Wiederholung: Liebesentzug und Dreck = Stress, Wut und Ärger.

Danach kam ein Bild, wie ich mir einen Vorteil durch das Symptom verschafft habe. Ich musste mit auf den Mähdrescher und Hafer ernten, obwohl ich alleine auf dem Hof bleiben wollte, um Fußball zu spielen. Ich habe auch später am Tag alleine Fußball gespielt, nachdem ich heftigsten Heuschnupfen bekam und vom Feld gehen musste.

Jetzt hatte ich alles zusammen, um unter chronischem Heuschnupfen zu leiden: Die Angst vor Ablehnung war für mich so

mächtig, dass ich lieber auf die Pollen reagiert habe, als die Ableh-
nung meiner Mutter zu spüren.

Nachdem ich verstanden habe, dass meine Mama damals gar
nicht mich gemeint hatte, sondern nur Ordnung haben wollte,
und ich damals ein machtloses Kind gewesen war, konnten auch
die Pollen keine Macht mehr über mich haben. Ich hatte die Pollen
beziehungsweise den Heuschnupfen als Schutz gebraucht. Diese
entscheidenden Bilder sind mir im Institut von Andreas Winter
gekommen. Ich konnte es eigentlich immer noch nicht glauben
auf dem Weg nach Hause, dass ich gesund sein sollte. Doch auf
einmal war es Herbst, und zum ersten Mal war ich nicht in der
Apotheke.

Das Ganze ist jetzt fast drei Jahre her.

Wir brauchen die geführte Trance, um an diese Bilder zu kom-
men. Mit rational bewusstem Denken hätte ich mich selbst blo-
ckiert. Und ja, jeder kann sich an die ersten Tage seines Lebens
erinnern. Und wer jetzt sagt, das glaube ich nicht, der outet sich
schon als einer, der eine ganz tief liegende unterbewusste Angst
hat, sonst würde er es ja prüfen. Angst lässt uns vermeiden und
hält somit die Symptome fest. Wer es nachprüft, wird seine Ziele
erreichen und seine Symptome und Angst auflösen.

Jetzt bin ich hier ganz schön nackt, doch heute ist mir das
gleichgültig. Vor Jahren wäre es mir total peinlich gewesen. Da-
durch dass ich mir das Schamgefühl bewusst machen konnte,
hat es auch keine Macht mehr über mich. Deshalb gibt einem ein
Heuschnupfen-Coaching so viel mehr mit auf den Weg als nur die
Auflösung des Symptoms.«

Bemerkenswert ist, dass eine Leserin in meinem Online-Forum wenig später schrieb, sie hätte aufgrund dieser Mail eine
durchschlagende Erkenntnis in Bezug auf ihre Eiweißallergie
gewonnen und seither keinerlei Probleme mehr mit eiweiß-

haltigen Nahrungsmitteln! Eine andere Leserin wiederum hat im Selbstcoaching durch meine Bücher und Forumsbeiträge ebenso den Symptomauslöser Birkenpollen entkoppelt und unschädlich gemacht[32]:

>>Hi!

Ich möchte hier nur mal kurz einwerfen, dass mich in diesem Jahr die Birkenblüte, die mich seit Jahren jedes Mal förmlich aus den Pantinen geworfen hat, nicht anficht: Die Symptome haben sich zu 98 % reduziert. Die letzten 2 % bestehen in gelegentlichem Niesen.

Selbst eine Sonnenliege direkt unter unserer riesigen Birke und fünf anderen im direkten Umkreis tut mir NICHTS mehr! Das ist für mich ein Signal, dass sich jede Menge Aggressionspotenzial von mir verabschiedet hat.

Happy Grüße

Britt<<

Die schnellste Raucherentwöhnung meines Lebens

Dieses Beispiel erzähle ich in meinem Kurs immer gerne, um zu verdeutlichen, dass eine einzige Erkenntnis einen Menschen dazu befähigen kann, das Rauchverhalten augenblicklich zu steuern, also den Zwang durch bewusste Wahlmöglichkeit zu ersetzen.

Es war im Jahr 2004, an einer Strandbar auf der Kanareninsel Fuerteventura. Ich beobachtete den Kellner, wie er sich eine Zigarette nach der anderen ansteckte. Als er mir meinen zweiten Kaffee herüberreichte, sprach ich ihn auf seinen auffälligen Zigarettenkonsum an und sagte: »*Na, du rauchst aber auch ganz schön viel, was?*« Resigniert entgegnete er: »*Ach, geh mir weg mit dem Thema! Vierzig Zigaretten täglich rauche ich, und ich habe schon alles versucht, um damit aufzuhören! Verdammte Sucht!*« Auf meine Frage »*Möchtest du denn aufhören zu rauchen?*« antwortete er: »*Natürlich, wenn ich könnte, sofort!*« »*Okay*«, sagte ich, »*hör zu!*«

Ich klärte ihn darüber auf, dass er zunächst wissen müsse, dass Rauchen keine körperliche, substanziell bedingte Sucht erzeugen kann. Zum Beleg zeigte ich auf seinen zehnjährigen Sohn, der dem Qualm als Passivraucher ausgesetzt war und dennoch niemals das Verlangen nach Nikotin gehabt hatte. Ebenso wies ich ihn darauf hin, dass er selbst als Starkraucher nachts im Schlaf nicht von Entzugserscheinungen geweckt wurde – und schon gar nicht mehrmals pro Nacht, wie ein Absinken des Nikotinspiegels im Blut es eigentlich erforderlich machen würde.

Das Nächste, was ich dem immer gespannter zuhörenden Barkeeper erklärte, war, dass nicht die Zigarette die empfundene Erleichterungswirkung hervorruft, sondern er selbst. Mit seinen eigenen unterbewussten Gedanken erzeugt er die Wirkung, für die er täglich Geld ausgibt. Dies könne er ebenso an seinem Sohn beobachten, welcher sich nicht durch das Einatmen des Qualms erleichtert, beruhigt oder zufrieden fühlt.

»Aber was ist das denn genau für eine Wirkung und wie kommt das Gefühl zustande?«, wollte mein Zuhörer ungeduldig wissen. Die große Überraschung folgte prompt: *»Es ist ein Gefühl von Bevormundung, also sozialem Stress, welches das Verlangen auslöst, und das Empfinden von Mündigkeit im Sinne von erlaubtem Rückzug, welches einen Raucher das Erleichterungsgefühl empfinden lässt. Rauchen ist für Kinder verboten und die meisten Rauch-Anfänger qualmen zunächst heimlich und in der Pause. So werden die Bedeutungen von ›Mündigkeit‹ und ›Pause‹ an das Rauchen einer Zigarette geknüpft. Es ist eine Konditionierung wie beim Pawlow'schen Hund, der zusammen mit seinem Futternapf so lange einen Glockenton zu hören bekam, bis ihm schon allein beim Glockenton der Speichel im Maul zusammenlief.«*

Meinem Barkeeper stand der Mund offen. *»Heißt das, immer wenn besonders viele Menschen an meiner Bar zu bedienen sind, bekomme ich mehr Bock auf eine Kippe, doch dabei geht es nur um ein ›Ihr-könnt-mich-alle-mal-Gefühl‹? Und ich brauche mir nur vorzustellen, ich würde rauchen – und schon fühle ich mich, als hätte ich geraucht?«* *»Bingo! Du hast es verstanden!«*, freute ich mich. *»Es reicht tatsächlich, genau das zu tun, was du immer tust, wenn du die Lust auf eine Zigarette verspürst: Wegschauen, tief durchatmen und den Mut haben, sich alle Erwartungen für ein paar Sekunden lang egal sein zu lassen.«* Das war alles, was ich zu dem Thema sagte. Ich trank meinen Kaffee aus und verabschiedete mich, denn meine Abreise stand bevor.

Fast drei Jahre später verschlug es mich wieder auf die Insel, und wie es der Zufall so wollte, traf ich an derselben kleinen Bar meinen Gesprächspartner wieder. Er erkannte mich und begrüßte mich mit den Worten: »*Dich kenne ich, du bist doch der Typ, der mir damals das mit dem Rauchen erzählt hat!*« Ich war beeindruckt. »*Ein gutes Gedächtnis hast du aber*«, sagte ich anerkennend. »*Wie geht's dir denn so?*«, wollte ich wissen. Ohne Umschweife erzählte er mir, dass er seit unserem Gespräch eine Zeitlang nur noch vier bis fünf Zigaretten täglich rauchte, doch wann immer ihm an der Bar das Gedrängel der vielen Bestellungen zu viel wurde, sagte er zu seinen Kunden: »*Moment bitte, ich muss mal eben eine rauchen*«, parodierte dabei übertrieben ernsthaft eine Yoga-Geste mit aneinandergelegten Fingern, schloss die Augen und atmete tief ein. Dabei würden zwar immer alle Umstehenden lachen, doch wusste er genau, wer hier wirklich etwas zu lachen hatte: er selbst. Weil er sich nicht länger von Zigaretten abhängig machte.

Ermutigt durch diesen Erfolg veröffentlichte ich mein erstes Buch »Nikotinsucht – der große Irrtum«, mit dessen Hilfe Tausende von Menschen den Zwang zum Rauchen beenden konnten.

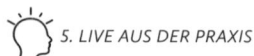

Meine größten Misserfolge

Erfolge können einen Menschen sehr motivieren. Für mich persönlich sind Erfolgserlebnisse außerordentlich wichtig, um eine Rückkopplung zum beabsichtigten Coaching-Ziel zu erhalten. Doch meine Arbeit ist nicht immer nur von Erfolgen und Volltreffern gesegnet. Zu komplex ist die menschliche Psyche mit all ihren sozialen Beziehungen, als dass sofort immer jedes Coaching zu mess- oder beobachtbaren Erfolgen führen würde. Im Gegenteil, manchmal musste ich sogar hinnehmen, dass Klienten verärgert waren und das Coaching im Nachhinein als reine Zeit- und Geldverschwendung bezeichneten. Da sich ein guter Coach davon niemals zurückwerfen lassen sollte, sondern auch aus seinen Misserfolgen Lehren ziehen kann, möchte ich Ihnen hier einige Beispiele meiner lehrreichsten Erfahrungen mit Klienten schildern.

Raucherhypnose – total daneben

Ich war ein blutjunger Anfänger. Etwa drei Jahre nach meiner ersten Erfahrung mit Hypnose bat mich Sabine, eine Studentin aus meinem Freundeskreis, ihr in Hypnose das Rauchen abzugewöhnen. Allein die Formulierung ihres Wunsches hätte mich stutzig machen müssen, deutete sie doch damit an, dass sie die Verantwortung für ihr eigenes Verhalten negierte. Hinzu kam, dass Sabine zu diesem Zeitpunkt erst 21 Jahre alt war. So war es für mich ziemlich klar, dass sie mit ihren 12 bis 15 Zigaretten täglich eigentlich noch keinen besonderen Leidensdruck verspüren konnte.

Unser ganzer Bekanntenkreis war also gespannt darauf, ob ich es »schaffen« würde, Sabine das Rauchen abzugewöhnen. »Blöder geht's gar nicht«, dachte ich. Erwartungsdruck von außen ist das Letzte, was einem Raucher beim Beenden seiner Qualmerei hilft. Dennoch ließ ich mich darauf ein – schließlich hatte sie mich ja um Hilfe gebeten. Also bekam Sabine von mir eine umfassende Aufklärung über die psychologischen Hintergründe ihres eigenen Rauchverhaltens und in einer Traumreise die Möglichkeit, dies alles bildlich und emotional zu verarbeiten. Was ich hierbei einfach unterschätzte: Sabine erhoffte sich von mir eine Suggestivhypnose mit Aversionen und Befehlen. Eigentlich wollte sie, dass ich sie »in den Tiefschlaf versetze«, damit sie Zigaretten plötzlich ekelig finden sollte. Da ich solche direkten Suggestionen allerdings für einen unverantwortlichen Eingriff in die persönliche Freiheit halte, welcher haarsträubende Symptomverschiebungen herbeiführen kann, war das mit mir selbstverständlich nicht zu machen.

Es kam, wie es kommen musste. Als ich die Bekannte nach einigen Wochen wiedertraf, versteckte sie ihre Zigaretten zunächst vor mir, und nach einigen weiteren Tagen rauchte sie wieder ganz offen in meiner Anwesenheit. Sie hatte natürlich bis auf einen Tag nie mit dem Rauchen aufgehört, und für alle Freunde und Bekannten war klar, dass meine »Hypnose« versagt hatte.

Das Schicksal meint es allerdings auch manchmal gut, und so meldete sich genau diese alte Bekannte nach fast zwanzig Jahren erneut bei mir und bat um Hilfe zur Raucherentwöhnung sowie gegen ein beginnendes Burn-out-Syndrom. Bei der Gelegenheit sprach ich sie auf unsere damalige Begegnung und mein schmerzliches Misserfolgsgefühl an, woraufhin sie mir fast tröstend sagte, dass sie damals nie vorgehabt hatte, das Rauchen zu beenden, sondern einfach nur auf eine Hypnose neugierig gewesen war – und diese wiederum als sehr angenehm empfunden hatte. Nun hatte ich die Möglichkeit, ihr mehr als nur eine angenehme Entspannung zu bieten, denn infolge unseres Coachings rauchte Sabine zwischenzeitlich für Wochen gar nicht mehr und wurde überdies viel gelassener und belastbarer als je zuvor.

Anmerkung für Raucherentwöhnungs-Coaches: Missionieren Sie nicht, und entmündigen Sie nicht! Wenn Ihr Klient, wie Sabine, nur ein paar Wochen lang nicht raucht und danach ganz bewusst wieder ein paar Zigaretten mitraucht, so ist das im Sinne eines Coachings durchaus akzeptabel, solange der Klient keinen Leidensdruck oder eine Notwendigkeit zur Verhaltensänderung verspürt. Das Einfordern von Abstinenz ist es, was die meisten Genuss- und Suchtmittelkonsumenten zum Rückfall bringt. Ist aber der Auslöser bewusst gemacht und reflektiert, gibt es keinen Rückfall, sondern eine bewusste und umkehrbare Entscheidung, die wir als Coaches respektieren sollten.

Mein Putzfimmel gehört mir!

Allerdings bekommt man nicht immer eine zweite Chance. So erinnere ich mich an Esther, die im Jahr 2003 von ihren Eltern wegen einer manischen Zwangsstörung, eines »Putzfimmels«, wie die Eltern es nannten, zu mir gebracht worden war. Die Eltern waren zunächst bei mir gewesen, um ihre eigenen Probleme, Allergien und Übergewicht, zu besprechen, und kündigten eines Tages telefonisch an, mit ihrer Tochter zu mir zu kommen. Worum es dabei ging, wollte die Mutter am Telefon nicht sagen, und auch mein Vorschlag, die Tochter möge mich doch bitte zunächst einmal persönlich kontaktieren, um sich ein Bild davon zu machen, ob ich ihr überhaupt helfen kann, tat die Mutter mit einem resoluten

»Nein, das ist nicht nötig. Wir kommen einfach mit ihr zu Ih-nen!« ab. Hätte ich vorher einen Moment lang darüber nach-gedacht, wäre ich sicherlich nicht so verwundert gewesen – die Tochter der beiden betagteren Eltern war kein Mädchen mehr, sie war bereits 42 Jahre alt. So saßen die drei auf mei-nen beiden Ledersofas über Eck verteilt. Die Eltern auf dem einen und die Tochter auf dem anderen ganz in der Ecke, so nah wie möglich bei der Mutter. Ich selbst saß auf einem Stuhl gegenüber, als die Mutter die Geschichte ihrer Tochter zu erzählen begann. *»Unsere Tochter putzt unentwegt. Sie war schon zigmal in der Psychiatrie deswegen. Sie putzt so versessen, dass sie schon die Verchromung von den Messingtürklinken he-runterpoliert hat. Der Putzfimmel kommt schubweise, und sie hört erst bei totaler Erschöpfung wieder auf.«*

Ferner erfuhr ich, dass Esther die Erstgeborene von zwei Schwestern ist und noch bis zum 35. Lebensjahr im Eltern-haus gewohnt hatte, bis sie etwas unfreiwillig in eine eigene Wohnung komplimentiert wurde. Ab diesem Zeitpunkt be-reits begann die übertriebene Putzerei. Ich erfuhr weiter, dass Esther sich durch die Geburt ihrer Schwester nach zwei Jah-ren von der Mutter zurückgesetzt fühlte. Esther galt seither als »quengeliges« Kind, das stets, aber vergeblich versuchte, Mutters Aufmerksamkeit zu erregen. Im Alter von neun Jah-ren sollte Esther auf ihre kleine Schwester aufpassen, derweil die Eltern einen Sonntagsspaziergang machten. Aus lauter Langeweile fing das Mädchen an, in der Wohnung herumzu-putzen. Als die Eltern vom Ausflug heimkamen, staunte die Mutter nicht schlecht und lobte die »Große« überschwäng-lich für ihre »brave Leistung«. Ähnliches wiederholte sich, nachdem Esther dann später aus dem elterlichen Heim aus-ziehen musste. Schon bald fühlte sich die junge Frau fürchter-lich einsam und »aus dem Nest geworfen«. Sie verwahrloste nahezu in ihrer eigenen Wohnung. Als ihr dann die Mutter einmal zu einer großen Putzaktion den lang ersehnten Besuch abstattete, wurde die schlummernde Erinnerung an mütterliche »Aufmerksamkeit durch Putzen« geweckt. Der pathologische Putzzwang nahm seinen Anfang. Besorgt kümmerte sich die Mutter um ihre manische Tochter.

Als mir die Zusammenhänge klar geworden waren, schlug ich Esther vor, in einer Traumreise alles emotional Aufgestaute zu verarbeiten, doch sie schien nicht begeistert und willigte nur zögerlich ein. Ich fragte sie vorsichtshalber in ihrer Trance, ob sie ihr Symptom wirklich loswerden wolle – und ihre erste Antwort lautete: »Nein.« Erst als ich Esther gedanklich in einem sogenannten Future Pace die Möglichkeiten einer symptomfreien Zukunft zeigte, änderte sie ihre Meinung und stimmte zu.

Ohne den Zwang würde sie sich wohler, entspannter und freier fühlen, so dachte ich und brachte das Coaching zu Ende. Die Traumreise von der Zukunft nahm ich für meine Klientin auf eine Audio-Kassette auf und gab sie ihr mit nach Hause, nebst der Anweisung, mich sofort anzurufen, falls sie weitere Unterstützung brauchte.

Nach einer knappen Woche rief mich stattdessen die Mutter an und berichtete, ihre Tochter hätte gerade mit ihr telefoniert, es ginge Esther wieder schlechter. Tagelang wäre bei ihr wohl alles ungewohnt gut gewesen – keine Niedergeschlagenheit, kein Kummer, kein Putzzwang! Doch dann war es damit wieder losgegangen. Ich erklärte der Mutter, dass ich nur tätig werden könne, wenn die Tochter sich persönlich melden würde, und so verging ein weiterer Tag, bevor Esther mich anrief. Sie bestätigte, dass es ihr nicht gut ging, und nach kurzer Überlegung riet ich ihr, den Mitschnitt der Sitzung erneut zu hören, um sich zunächst wieder zu stabilisieren. Danach könnten wir sehen, was an weiterer Hilfestellung das Richtige wäre.

Nach zwei Tagen kam von ihr wieder ein Anruf: Sie sei nun freiwillig wieder in die Psychiatrie gegangen. Auf meine Frage hin, ob sie sich das Band angehört hätte, kam ein »*Nein*«. Ich bestand darauf, die Traumreise zu wiederholen, und wunderte mich darüber, dass Esther mich einen Tag später erneut anrief, um mir ihr Leid zu klagen, ohne jedoch um einen Rat zu fragen. Ihre Stimme klang irgendwie trotzig. Langsam dämmerte mir, dass Esther offenbar versuchte, mir zu zeigen, dass sie keine Hilfe, sondern Aufmerksamkeit wollte. Auf meine Frage nach der Kassette erklärte sie knapp, diese wäre kaputt. In aller Ruhe erklärte ich der Frau am Telefon, wie man mit einfachen Mitteln eine defekte Kassette wieder reparieren könne – und nach ihrem »*Das kann ich nicht!*« sagte ich mit der gleichen Ruhe, sie würde in der Klinik sicher jemanden finden, der in der Lage sei, das Band zu reparieren. Zur Not solle sie mir das Band per Post schicken. Schließlich ging es hier um die Wiederherstellung der Lebensqualität und nicht um Unterhaltung, da kann man durchaus ein wenig Aufwand in Kauf nehmen, um sich erneut von einer Symptomatik zu befreien.

Als Esther dann nach zwei Tagen wieder anrief, um mir vorwurfsvoll zu schildern, wie schlecht es ihr doch ginge, und auf meine ausdrückliche Nachfrage nach der Kassette sagte, diese sei endgültig kaputt, und sie hätte das Band nun weggeworfen, war ich zunächst wirklich fassungslos. Ich hatte alles getan, um dieser Frau zu helfen, sie hatte einige Tage lang deutlich gespürt, dass der Impuls des Coachings sie auf einen neuen Weg bringen konnte – und nun schloss sie sich selbst in die Psychiatrie ein und widersetzte sich meiner Beratung. Warum?

Es dauerte einige Monate, bis ich begriff: Freiheit war das Letzte, was Esther wollte. Die entthronte Erstgeborene wollte mit aller Macht Aufmerksamkeit. Die ursprüngliche Adresse ihres Symptoms war sicher die Mutter, doch als diese sich nach dem Coaching nicht, wie im Future Pace angelegt, voller Freude über die Symptomfreiheit für die Tochter interessierte, ja sich noch nicht einmal mehr bei der Tochter blicken ließ, war Esther klar: Ohne Symptome ging es ihr schlechter. In einem abschließenden Gespräch mit der Mutter wurde dieser Eindruck bestätigt, denn trotz aller Therapie forderte Esther weiterhin von den Eltern vorwurfsvoll Aufmerksamkeit ein.

Rückblickend kann ich sagen, dass mein Versäumnis damals darin gelegen hatte, dass ich Esther nicht auf ihren Putzzwang, sondern bestenfalls auf Ungeduld und ihre Erfahrungen mit der Erstgeborenen-Rolle hin hätte coachen sollen. Besser jedoch wäre es gewesen, ich hätte den Fall abgelehnt, da Esther nicht aus eigenem Antrieb zu mir gekommen war. Glücklicherweise machte sie den für sie einzig richtigen Schritt, sie ging in die Psychiatrie. Dort bekommt man reichlich kompetente Aufmerksamkeit, wenn man möchte. Den Preis der Freiheit und der Menschenwürde, der dabei oftmals zu zahlen ist, war für Esther offenbar angemessen.

Für einen Coach, der ja weder therapieren kann noch darf, ist es wichtig, immer zu wissen, dass der Klient selbst entscheidet, was er mit den vermittelten Impulsen anstellt, und sei dies auch noch so unterbewusst. Im Gegensatz zu einer Therapie behält der Klient beim Coaching die Verantwortung für sich. Ein Coach sollte daher keinen missionarischen Eifer hegen, sondern immer die Entscheidungsfreiheit seines Klienten respektieren; er ist in dieser Hinsicht ähnlich einem Nachhilfelehrer: Stimmt die Kompetenz, entscheidet letztlich der Schüler, ob er den Lehrer als Hilfestellung nutzt.

Daher möchte ich Ihnen, wenn Sie als Coach arbeiten, sagen: Lassen Sie sich nicht durch scheinbare Misserfolge entmutigen! Allein schon deshalb, weil alle anderen Arten der Hilfestellung ebenfalls nicht immer sofort und für immer heilen. Ein Arzt würde ebenfalls nicht an sich zweifeln müssen, nur weil er nicht mit der ersten Therapiemaßnahme eine Manie dauerhaft auflöst, denn die Langwierigkeit einer solchen Therapie wäre sogar zu erwarten (genau genommen ist die hohe Geschwindigkeit, die unser Ansatz hier leistet, ohnehin die Ausnahme). Überdies ist die Chance, einem Menschen nur durch Erkenntnisse zu höherer Lebensqualität zu verhelfen, das Eingehen des Risikos, dass ein Coaching bei einem Klienten »unterm Strich nichts gebracht hat« und dieser unzufrieden woanders nach Hilfe sucht, allemal wert.

Die Erfahrung zeigt, dass ein Klient, wenn er aus dem Coaching nichts an Gewinn mitnimmt und den Kontakt zum Coach abbricht, dies offenbar absichtlich tut. In meinem Buch »Abnehmen ist leichter als Zunehmen. Das Praxisbuch« berichte ich von Brummi, einem übergewichtigen Kettenraucher. Dieser hatte es einfach nicht fertiggebracht, sich und anderen gegenüber einzugestehen, dass seine Probleme eine einfache Lösung hätten haben können, die ihm zudem auch noch von jemandem, den er selbst niemals respektieren würde, vorgeschlagen worden waren. Er blieb, wie und was er war, und zog es vor, sich im Bekanntenkreis abfällig über mich zu äußern – bis einer seiner Freunde nach einigen Tagen selbst zu mir in die Praxis kam und erfolgreich das Kettenrauchen besiegte.

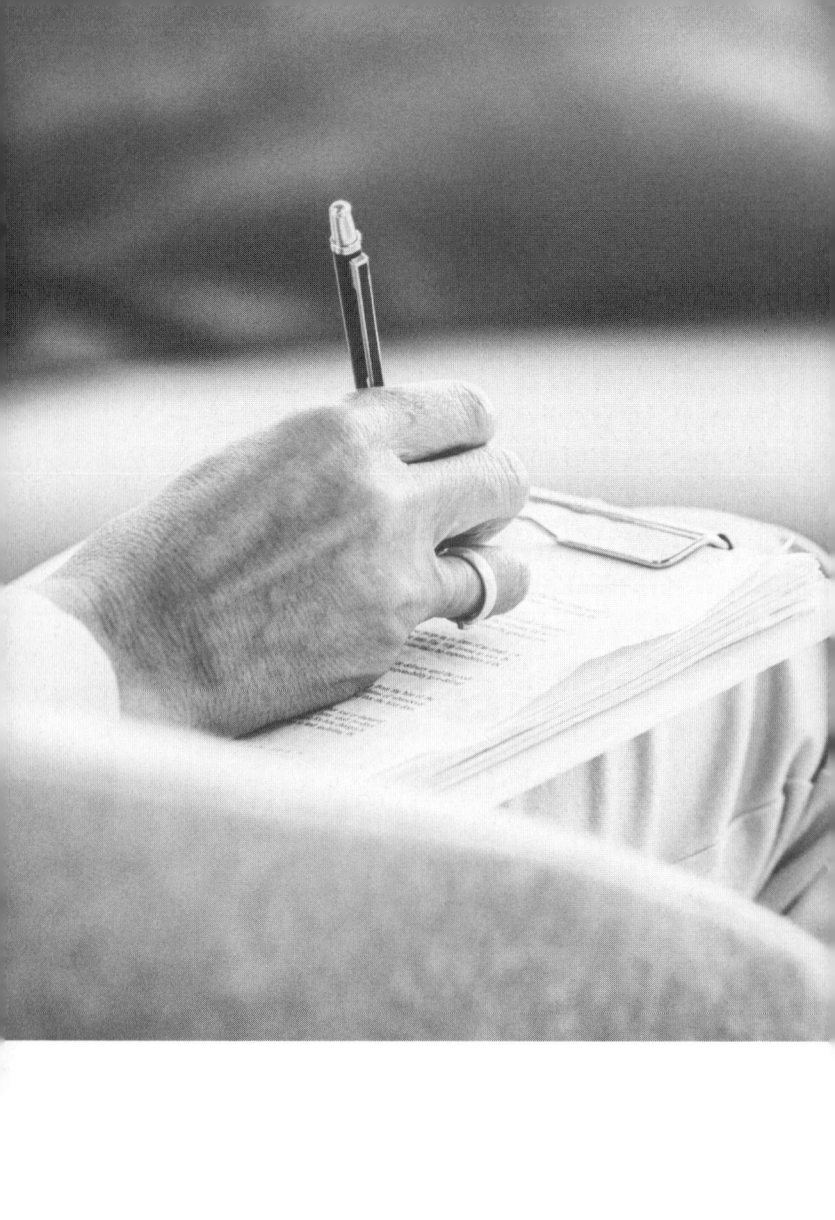

6. Übungen für den Coach

Um mit der vorgestellten Coachingmethode arbeiten zu können, müssen Sie Ihren Klienten (oder ggf. sich selbst) an die Hand nehmen, um zum Unterbewusstsein vorzudringen und durch bloße Bewusstmachung die Symptomauslöser unschädlich zu machen. Im Folgenden gebe ich Ihnen dazu ein paar Hilfsmittel an die Hand.

Erinnern lassen

Wenn Sie mit meiner Methode und meinem Ansatz arbeiten wollen, werden Sie ein wenig Übung darin brauchen, Unterbewusstes bewusst zu machen und die übergeordneten Zusammenhänge der Erinnerungen zu deuten. Daher empfehle ich folgende einfache, aber verblüffende Übungen:

Die Schultüte

Bitten Sie Ihren Probanden, sich mit geschlossenen Augen[33] an seinen ersten Schultag zu erinnern. Er möge in Gedanken so tun, als sitze er jetzt zum ersten Mal in der Schule. Fragen Sie ihn nach seinem Gefühl (neugierig, ängstlich, gespannt und so weiter). Bitten Sie Ihr Gegenüber, seine erste Lehrperson genau an diesem Tag zu beschreiben (Kleidung, Frisur, Schuhe, Schmuck).

Wenn sich Ihr Proband nicht erinnert, können Sie davon ausgehen, dass er sich unter Druck gesetzt fühlt oder Angst hat. Wenn jedoch eine Antwort kommt, lassen Sie sich seine Schultüte beschreiben, zunächst äußerlich, danach den Inhalt. Zum Schluss fragen Sie, was in der Spitze der Tüte sei. Oft erwartet das Kind dort eine Enttäuschung – etwa Papier, Holzwolle oder einen großen Hohlraum. Manchmal aber befindet sich auch eine Überraschung darin, zum Beispiel ein Stofftier oder ein besonderes Bonbon.

Diese Übung wird den Probanden, aber auch Sie als Interviewer darin bestärken, an das unvorstellbare Erinnerungsvermögen eines Menschen zu glauben.

Laufen lernen

Eine ähnliche Übung können Sie dann im Anschluss machen: Jeder Mensch erinnert sich an den Moment, an dem er seine ersten eigenen Schritte gemacht hat. Nicht das Laufenlernen stand hier im Vordergrund des Interesses, sondern das Erreichen von etwas, das die Aufmerksamkeit des Kindes erregt hat.

Sprechen Sie als Interviewer in der Situation so ähnlich, wie Sie mit einem Kleinkind sprechen würden. Hierdurch fällt es dem Probanden wesentlich leichter, sich in die Situation von damals hineinzuversetzen. Ob die Vorstellungen des Probanden der Fantasie entspringen oder der Erinnerung, kann der Interviewte an der subjektiv empfundenen Authentizität seiner Antworten erkennen. Oftmals erscheinen bei ungeübten oder sehr kontrollierten Menschen auch keine kinofilmähnlichen Bilder im Kopf, sondern nur vage Gefühle von »Es könnte so sein«. Bleiben Sie dran, ihr Proband braucht Ihre persönliche Sicherheit, um sich weiter in Trance fallen zu lassen.

Je unerschrockener Sie davon ausgehen, dass Ihr Proband früher oder später seine Erinnerungen deutlich verspürt, desto präziser sind die Ergebnisse. Ein Beispiel für die Abfrage der Gehversuche finden Sie im Audio-Coaching meines (Hör-)Buchs »Zielen – loslassen – erreichen!«[34], denn damit lässt sich einem Menschen sehr anschaulich zeigen, dass wir ein Ziel (Laufen lernen) nicht dadurch erreichen, dass wir uns angestrengt darauf konzentrieren und versuchen, Fehler zu vermeiden, sondern dadurch, dass wir uns auf den emotionalen Vorteil (die Obstschale auf dem Wohnzimmertisch oder Ähnliches) fokussieren, den wir uns vom Ziel erhoffen.

Das unsinnigste Datum des Lebens

Wenn Sie mit den ersten beiden Übungen vertraut sind und gute Resultate erzielt haben, bitten Sie Ihren Probanden einmal, in der Situation seiner ersten Gehversuche nacheinander zu sagen, welches Jahr, welche Jahreszeit, welchen Monat, welches Datum und welchen Wochentag wir da haben. Sie können ihn bitten, imaginär auf einen Kalender zu sehen und das Datum abzulesen, oder jemanden zu fragen, das Datum zu nennen. Achtung: Kinder unterscheiden auf emotionaler Ebene meist nicht zwischen Sonn- und Feiertagen.

Mit ein bisschen Einfühlungsvermögen erreichen Sie beim Abfragen eines Datums, welches definitiv nicht mit den Sinnen (Sehen, Hören) erfasst wurde, sondern aus dem »kollektiven Unbewussten« (nach C. G. Jung (1875–1971)) abgerufen wurde, eine Trefferquote von weit über 80 Prozent, die Sie leicht mit einem elektronischen Kalender überprüfen können. Einen Live-Audiomitschnitt eines verblüfften Klienten, bei dem ich diese kleine Abfrage spontan durchführte, finden Sie ebenfalls auf meiner Internetseite zum Download.

Reframing:
Die Komik in der Tragik entdecken

Nun kommt das eigentliche Kunststück, das Sie von einem herkömmlichen Hypnosetherapeuten unterscheidet und welches letztlich über die Nachhaltigkeit Ihres therapeutischen Erfolges entscheidet: das Reframing. Mit diesem wichtigen Werkzeug wird die Erkenntnis über die Ursachen erst zur Therapie verwendet und das Ur-Trauma der Generalisierung auf ähnliche Auslöser entrissen. Damit wird ein neues Reifekapitel im Unterbewusstsein geschrieben und ein Rückfall ins alte Symptom verhindert.

Es geht darum, eine Situation von einem anderen Standpunkt aus zu betrachten, um so zu einer völlig konträren emotionalen Neubewertung zu gelangen. Nach dem Motto »Jede Medaille hat zwei Seiten« gilt es hier, die gegenteilige Folgerung aus einem Erlebnis zu ziehen. Ein Beispiel hierfür ist: »*Je mehr jemand Sie anschreit oder einschüchtern will, desto mehr zeigt er Ihnen damit, wie klein und ausgeliefert er sich Ihnen gegenüber fühlt*« (Starthilfe-CD aus meinem Buch »Der Geist aus der Flasche«[35]). Oder aber: »*Stellen Sie sich Ihren Vater als kleinen vierjährigen Jungen vor; er lacht, spielt, ist neugierig und will alles richtig machen. Doch es sind harte Zeiten und das Lachen vergeht ihm sehr schnell. Er wird zu einem verbitterten, ungeduldigen Mann voller Groll, der seinem Kind eines Tages das Gleiche antut*« (Audio-Coaching zu meinem Buch »Zu viel Erziehung schadet!«[36]).

Wenn Sie als Therapeut über Sportsgeist verfügen, empfehle ich Ihnen: Bringen Sie Ihr Gegenüber so schnell wie möglich zum Weinen und danach so schnell wie möglich *über dasselbe Erlebnis* wieder zum Lachen. Es bedarf zwar etwas Fantasie, schwarzen Humors und Erfahrung, aber ich versichere Ihnen, dass mit einem solchen Reframing Ihr Proband über dieses und ähnliche Ereignisse nie wieder weinen, sondern tatsächlich schmunzeln wird!

In unserer Ausbildung zum Coach gibt es eine Übungseinheit, in der ein Reframing innerhalb von wenigen Minuten konstruiert und vollzogen werden muss. Hieraus ein Beispiel: Ein Mann von Mitte vierzig erinnerte durch eine einfache Rückführung in seine Kindheit ein verdrängtes Erlebnis. Im Alter von vier Jahren wurde er von seiner großen Schwester bei einem Spaziergang im dunkelsten Winkel des Stadtparks einfach stehen gelassen und weinte vor Verzweiflung bitterlich. Das Mädchen war in der Absicht, ihn etwas ängstigen zu wollen, fortgelaufen und hatte ihm dabei zugerufen: »*Du bleibst jetzt hier!*« Der Junge entwickelte hierdurch ein starkes Abhängigkeitsgefühl und eine erhöhte Sensitivität für Dominanzverhalten. Nach etwa drei Minuten konnte der Mann, der aufgrund dieser Erinnerung in Tränen ausbrach, schallend darüber lachen. Sein Trainingspartner hatte ihm nämlich die Frage gestellt: »*Hat deine Schwester denn damit gerechnet, dass sie dich mit ihrer Neckerei so dermaßen traumatisiert, dass du jahrelang darunter leidest, und würde sie dich erneut damit ängstigen, wenn sie dich nun allein im Park stehen ließe?*« Das Interessante daran ist, dass auch andere Ereignisse, die ähnliche Erinnerungen weckten, keine negativen Gefühle mehr erzeugen konnten.

Häufige Fragen

Zu Ihnen in die Praxis werden Klienten mit den verschiedensten Biografien kommen. Einige waren vielleicht schon bei einem Suggestionstherapeuten oder Hypnopraktiker, andere haben Erfahrungen mit Schamanismus, Akupunktur oder Traditioneller Chinesischer Medizin (TCM), und die meisten von Ihren Klienten werden auf der Suche nach einer wirksamen Alternative zur Schulmedizin sein. Um für eine einheitliche Begrifflichkeit zu sorgen und etwas Aufklärung zu schaffen, finden Sie hier kurze Antworten auf einige der häufigsten Fragen.

Was ist eine Hypnose?

Eine Hypnose ist das *sichtliche und zielgerichtete Nutzen der sinnesunabhängigen Erlebnisfähigkeit.* Nur durch Passivität erreicht man die dafür notwendige Trance – das »Herunterfahren« der rationalen Kontrolle (Ratio). Hierfür dürfen der Ratio keine Reize geboten werden, das heißt: Je passiver der Proband einfach abwartet und beobachtet, was ihm durch den Kopf geht, desto besser können Sie seine Gefühle erreichen.

Die Hypnose ermöglicht
→ gezielte Diagnostik durch Befragung,
→ gezieltes Steuern emotionaler Inhalte,
→ die Umgehung rationaler Vorbehalte,
→ die sofortige emotionale Verfügbarkeit von Informationen,
→ hohe Erkenntnisintensität und
→ sofortige Überprüfbarkeit von Gefühlsveränderung bei gleichem Auslöser.

Was ist ein Symptom?

Ein Symptom ist eine *Äußerung der inneren Befindlichkeit* und damit keine Krankheit. Symptome können aber durchaus organschädigend wirken. Ein Symptom resultiert immer aus Angst, die auf ähnliche Auslöser *generalisiert* wird. Der biochemische Hintergrund sind die sogenannten Stresshormone, die auf Dauer den Organismus empfindlich schwächen und sein Verhalten einschränken können. Ein Symptom ist ein unterbewusstes Vermeidenskonzept, bei Befürchtung, die Wiederholung einer bereits erlebten Traumatisierung zu verhindern, basierend auf der Fähigkeit und Reife eines Kleinkindes.

Was ist Angst?

Angst ist ein unterbewusst gesteuertes Verhaltensmuster und entsteht durch eine subjektiv erlebte *Existenzbedrohung.* Dieses Trauma kann bei einem gesunden Menschen nur in der Zeit der *Machtlosigkeit* (bis etwa zum 36. Lebensmonat ab Zeugung) entstehen. Danach beginnt die Entwicklung des Zeitempfindens und der Identität, die Übertragbarkeit auf ähnliche Situationen (*Generalisierung*) eines Angstauslösers ist nach diesem Zeitraum fast nicht mehr möglich.

Was ist das Bestreben der Psyche?

Gestaltungsmacht, also das Realisieren unserer Absichten, ist unsere Existenzgrundlage. Hierfür nehmen wir alles in Kauf. Wir unterscheiden zwischen *Vermeiden* und *Erreichen*. Wenn Erreichen nicht möglich ist, konsolidieren wir unseren Machtbereich durch Vermeiden, notfalls unter Aufgabe des biologischen Lebens.

Warum braucht eine Therapie nicht viel Zeit?

Heilung resultiert aus einer *Strategieänderung*. Diese entsteht durch die *Erkenntnis*, wie man mit gleichem oder geringerem Aufwand eine größere Gestaltungsmacht erlangen kann. Ist diese Erkenntnis gewonnen, ändert sich augenblicklich die Symptomaktivität.

Wie geschieht Therapie?

Wenn der ursprüngliche Angstauslöser (das *Ur-Trauma*) aufgedeckt und rational reflektiert wird, das Muster des Symptoms erkannt wird, dann kann der Betroffene eine *Verhaltensalternative zum Symptom* generieren. Diese Alternative erfordert das Wissen darüber, das ebenfalls etwas in Kauf zu nehmen ist, dies jedoch einen anderen Ertrag (Erreichen, Gestaltungsmacht) einbringt. Das bloße Bewusstmachen des Symptom-Mechanismus entreißt diesen dem Unterbewusstsein und entkoppelt damit den Automatismus. Der Mensch kann wieder frei über seine Reaktionen und Verhaltensweisen entscheiden.

Wer kann therapieren?

Therapieren kann jeder bei jedem, der sich therapieren lässt. Außer psychologischem Grundverständnis benötigt der Therapeut Selbstsicherheit, Überzeugungskraft sowie den unbedingten Willen zu helfen, um dem Klienten das Gefühl zu vermitteln, dass seine Probleme eine Lösung haben werden. Eine Therapie sollte vorhandenes Leid verschiebungs- und rückfallfrei auflösen. Praktizieren Sie bitte keine Symptomkosmetik. Bedenken Sie, dass der Klient sich genauso selbst heilt, wie er zuvor auch seine Symptome hervorgerufen und in Kauf genommen hat.

Epilog:
Denkst du anders, lebst du anders!

Heutzutage kommen Menschen aus aller Welt nach Iserlohn in unser Institut. Diese Menschen sind meist verzweifelt und brauchen Rat und Hilfe für Probleme und Konflikte, die sich nicht nur im Verhalten, sondern auf somatischer Ebene zeigen. So gut wie alle haben die Erfahrung gemacht, dass Symptombekämpfung und Heilung nicht dasselbe sind. Wenn Sie dieses Buch und den diesem zugrunde liegenden Ansatz verstanden haben, sind Sie bereits in der Lage, Menschen mit ein paar einfachen Fragen zu helfen.

Im April 2011 schrieb eine sehr kritische Leserin im Online-Forum: »*Hm, also manchmal finde ich, dass diese Verteufelung der Pharmaindustrie ein wenig was von Verschwörungstheorie hat. Ich für meinen Teil wäre nicht mehr unter euch, wenn es die ach so schlimmen Chemiekeulen der Pharmaindustrie nicht gäbe.*«

Meine Antwort war:

»*Dass Sie genau so etwas glauben, ist ein großer Erfolg der ›Pharmaregierung‹. Was wäre denn, wenn Sie den Zusammenhang zwischen Ihren Gefühlen und der Wirkung auf Ihren Zellstoffwechsel bereits in der Grundschule erfahren hätten? Wenn Krankheit mit ihrer Ursache gesehen würde und Sie bereits mit sechs Jahren gehört hätten, dass man dadurch, dass man sich (unterbewusst) missverstanden, entmachtet, bevormundet und unglücklich fühlt, schwer krank werden kann – und durch Glücksgefühle, Erfolgserlebnisse und Bejahung wieder eine starke Abwehr bekommt und der Körper sich selbst ganz natürlich regeneriert? Was wäre, wenn das, was ich in meinen Büchern auszudrücken versuche, plötzlich zur ganz normalen Allgemein-*

bildung gehörte? Würden Menschen dann noch immer sagen: Ich brauche Medikamente, um zu leben? Oder würden wir verstehen, dass wir eine andere Denk- und Lebensweise brauchen, um gesund zu werden und zu bleiben?

In aller Deutlichkeit: Ich habe nichts gegen Heilmittel und Ärzte!

Sie können Symptome lindern und in akuter Gefahr helfen. Natürlich ist medizinische Hilfe eine großartige Errungenschaft der menschlichen Zivilisation. Ich verurteile aber organisierte, gewissenlose Profitmacherei auf Kosten der Volksgesundheit, die mit Angst Menschen in die Abhängigkeit treibt.

Ich habe sehr viele Menschen erlebt, die scheinbar unheilbar krank waren. Durch ein Gespräch verschwanden Symptome wie Morbus Crohn, Fibromyalgie und Gelenkarthritis. Das Wissen über diese Gesprächstechnik steht jedem Menschen zur Verfügung. (...) Weit über hundert Menschen aus meinen Kursen haben bereits gezeigt, dass man das leicht und extrem schnell erlernen kann. Dazu muss man nur seine bisherige Ideologie (Medizingläubigkeit) hinterfragen. Das einzige Problem ist hierbei wirklich nur das Umdenken. Es ist nur der falsche Glaube, der einem im Weg steht.

In unserer Gesellschaft werden aus ›Menschen‹ so schnell wie möglich ›Patienten‹ gemacht. Das beginnt oft bereits in der Schwangerschaft. Man bedroht uns mit einer Diagnose und verkauft uns dann das Gegenmittel, welches Nebenwirkungen erzeugt, gegen die wir dann weitere Medikamente (mit weiteren, am Reißbrett designten Nebenwirkungen) brauchen.

Ich bitte Sie: Richten Sie Ihren kritischen Blick auf die unglaublichen Abhängigkeiten, die die multinationalen Pharmakonzerne schaffen.

Ich persönlich halte den Kampf gegen die Pharma-Lobby ebenso für das falsche Mittel, denn der Gegner hat unkritische

Verbündete, die er, so wie Sie, mit Angst gefügig gemacht hat. Ich ziehe es vor, meine Mitmenschen aufzuklären und zu überzeugen. Ich will keinem Konzern den Kuchen wegnehmen, ich will nur nicht, dass wir von genau denen umgebracht werden, in deren Hände wir vertrauensvoll unser Leben gelegt haben.«

Liebe Leser, ich wende mich abschließend noch einmal an Sie persönlich: Das vorliegende Buch war in der Originalausgabe von 2011 bereits mein zehnter Ratgeber; rund 25 Jahre Erfahrung flossen darin ein. Doch gibt es zu dieser Art der Gesprächsführung weder ein Patent noch klinische Studien. Es gibt nur selbst zahlende und kritische Klienten, die eine Hilfe gesucht haben, die wirklich funktioniert. Ich fordere daher nicht nur aufgeschlossene Forscher, sondern ganz besonders die Kritiker auf, eigene Erfahrungen mit der dargestellten Methode zu machen. Selbst wenn auf 100 Coachings 25 »Misserfolge« oder gar Re-Traumatisierungen kommen sollten, so wird dieses Mittel in jedem Falle und unter allen Umständen gerechtfertigt sein. Es ist sicherlich nicht ganz einfach, in knappen Worten zu beschreiben, was meine Methode ausmacht, denn unser bisheriges Verständnis von Heilen ist ideologisch geprägt durch tägliche Meldungen und Artikel, die einzig das Ziel haben, einen Menschen zum Patienten zu erklären, um ihm dann ein Leben lang Medikamente verkaufen zu können.

Ich wurde in einem Interview einmal gefragt: »*Herr Winter, bitte fassen Sie kurz zusammen, wie Sie es schaffen, Menschen mit großen Problemen so schnell und effektiv mit so geringem Aufwand zu helfen. Was genau machen Sie da?*« Die Antwort ist etwas herausfordernd, denn mein Ansatz ließe sich eigentlich problemlos in einem Satz sagen, wenn dieser Satz nicht zehn erklärungsbedürftige »Unbekannte«

enthielte. Ich will dennoch versuchen, meinen Ansatz in zehn Thesen zusammenzufassen:

❶ Der Körper des Menschen heilt rein biologisch selbst, stets und ohne bewusstes Zutun.

❷ Stresshormone und hierdurch verursachte zelluläre Sauerstoffkrisen hindern den Körper an der Heilung chronischer Krankheiten.

❸ Unfreiwilligkeit ist der einzige Stressauslöser.

❹ Das Stressempfinden ist individuell verschieden.

❺ Symptome basieren auf einem Stressvermeidungsmuster, welches in den ersten drei Jahren des Lebens generiert wird.

❻ Ein Mensch registriert und speichert Stresssituationen ein Leben lang im Unterbewusstsein ab und kann sie mithilfe von gezielten Fragen erinnern.

❼ Nur in den ersten drei Jahren des Lebens sind wir machtlos, danach entwickelt sich das Zeitempfinden, und wir können Situationen ohne Stressausschüttung aushalten.

❽ Diese Ursprungstraumatisierung wird mittels einer Re-Traumatisierung in ihrer Wiederholbarkeit bestätigt und führt zu einer Generalisierung.

❾ Durch die emotionale Neubewertung mit der Reife und Handlungsfähigkeit eines Erwachsenen können Stressauslöser relativiert und somit unschädlich gemacht werden.

❿ Psychische, psychosomatische und chronische Symptome verschwinden von allein, wenn die individuellen Stressauslöser bewusst gemacht und emotional umgedeutet werden.

Meine Methode ist das *Bewusstmachen und Umdeuten von Stressauslösern zum Zwecke der Aufhebung einer Generalisierung*: Demnach ist es möglich, mit einer bestimmten Fragetechnik den Ursprung von Traumatisierungen erinnern zu lassen, damit ins Bewusstsein zu heben und unschädlich zu machen. Tausende Beispiele aus der Praxis zeigen, dass das Bewusstmachen sowie das emotionale Umdeuten zu therapeutischen Rekordergebnissen führt. Heilung erfolgt schnell und von allein. Symptome – z.B. chronische Schmerzen, Allergien oder Klaustrophobien – sind demnach keine Krankheiten, sondern intelligente Schutzmechanismen.

Es ist **HEILEN DURCH ERKENNTNIS.**

Nachwort zur Erstausgabe von Uwe Dolata

Nie zuvor wurde im deutschen Gesundheitssystem so viel bestochen, gelogen und getäuscht. Das behindert Innovationen und verschlechtert die medizinische Versorgung.

Wenn Pharmavertreter einen verschreibenden Arzt für ihre Produkte gewinnen können, kann das den Umsatz erheblich steigern. Deshalb sind auch niedergelassene Ärzte ein wichtiges Ziel für so manche Unternehmen. Korruption beginnt immer »im Stillen«. Mal eine Einladung zum Essen, das Anbieten von Soft- oder Hardware für die Praxis – Reisen für Vorträge, Kartrennen, MP3-Player oder sonstige Annehmlichkeiten. Die Pharmaindustrie investiert viel Geld, um Abhängigkeiten zu schaffen. Dazu heißt es in einer internen Dienstanweisung: »*Abgabe an Urologen nur, wenn nachweislich (Kontrolle in der Apotheke/Direktbestellungen) Verordnungen erfolgt sind.*« Dazu schauen Außendienstmitarbeiter in die Ärzte-Computer, ob die Zuwendungen auch Früchte trugen und wie viele Präparate zusätzlich verordnet wurden. Ärzte machten bereitwillig mit – und kassierten. Etwa 90 Prozent der Fortbildungen der Ärzte sind von der Pharmaindustrie gesponsert.

Die Pharmaindustrie hat ein Netzwerk der Korruption über Deutschland ausgeworfen. Jeder Versuch einer umfassenden Gesundheitsreform scheitert am äußerst stark gewordenen Einfluss der Pharma-Lobby. Politik, Verwaltungen, Kliniken, niedergelassene Ärzte, Ärzteverbände und Krankenkassen sind vom direkten oder indirekten Einfluss durchdrungen.

Nach Ex-Bundesgesundheitsminister Philipp Röslers erstem Thesenpapier sollen Krankenkassen und Pharmahersteller künftig verstärkt über die Preise für Medikamente verhandeln. So soll das faktische Preismonopol für die Hersteller, die heute die Preise für innovative Medikamente in Deutschland frei festsetzen können, eingeschränkt werden. Bisher gehören die Ausgaben für Medikamente zum größten Kostentreiber im Gesundheitswesen. 2009 gaben die gesetzlichen Krankenkassen über 28 Mrd. Euro für Arzneimittel aus. Jahr für Jahr steigen die Ausgaben um etwa fünf Prozent. Das Parlament zielt damit auf das größte Privileg der Pharmaindustrie in Deutschland: Jedes neue Mittel, das zugelassen wird, müssen die Kassen bezahlen – zu dem Preis, den sein Hersteller festsetzt. In anderen Ländern aber müssen die Firmen vor der Erstattungsfähigkeit die Preise verhandeln.

Juli 2001:

»Wenn unser Managementteam erfolgreich ist, werden wir Geschichte schreiben und mit Zyprexa weltweit einen neuen Standard für die Markteinführung und Kommerzialisierung eines Medikaments setzen.« (Zyprexa Product Team Off-site, Marketingdokument des US-Pharmakonzerns Eli Lilly)

März 2008:

»Mithilfe eines illegal organisierten Netzwerks und Lügen gelang es Eli Lilly, ein milliardenschweres Medikamentengeschäft mit Zyprexa aufzuziehen – auf Kosten von Patientenleben und Steuerzahlern. Getrieben von Habgier, begann Eli Lilly, Ärzte, Apotheker und öffentliche Beamte zu korrumpieren – die mitspielten und sich bereicherten.« (Richard Blumenthal, öffentlicher Ankläger gegen den Pharmakonzern Eli Lilly)

Wenn UMSATZ, UMSATZ ÜBER ALLES das Credo der Firmenleitung darstellt, verkommt alles Gerede über Ethik zum Feigenblatt.

Aktive und passive Bestechung bei der Vergabe von Aufträgen sind von jeher ein zentrales Korruptionsproblem. Wie bei der Vergabe von Rüstungsaufträgen, Bauvorhaben und wirtschaftlichen Dienstleistungen gibt es auch in der Medizin zahlreiche Entscheidungsträger, die zu Lasten Dritter (Patienten, Kostenträger) Aufträge an Zweite (Dienstleister, Ärzte) vergeben.

Die geschätzte Anzahl aller medizinischen Aufträge in Deutschland übersteigt weit über eine Milliarde pro Jahr. Das System ist allein wegen der großen Zahl an Aufträgen anfällig für Korruption.

Ärzte und Ärztinnen können durch Geschenke oder andere Vergünstigungen in eine schwer zu kontrollierende Abhängigkeit von der Pharmaindustrie und von anderen Warenanbietern geraten. Dadurch wird oft der Preis- und Leistungswettbewerb der Warenanbieter beeinträchtigt, die optimale Therapieauswahl behindert und damit das gesamte System geschädigt. Vorteilsgewährung durch das Pharma-Marketing beeinträchtigt die Qualität der arzneitherapeutischen Versorgung.

Ärzte und Ärztinnen schätzen oft falsch ein, dass die wissenschaftliche Information und die ärztliche Fortbildung sowohl bei Kongressen und Fortbildungsveranstaltungen als auch in der Fachpresse weitgehend von der anbietenden Wirtschaft bestimmt und manipuliert werden. Aus Gründen der Qualitätssicherung in der Therapie ist es notwendig, dass sie sich ein von den Anbietern unabhängiges transparentes und objektives Bild von den Therapiestrategien und von der Gesamtsituation des Gesundheitsmarktes machen.

Andreas Winter hat nichts gegen Heilmittel und Ärzte. Sie können Symptome lindern und in akuter Gefahr helfen. Er erkennt medizinische Hilfe als großartige Errungenschaft der menschlichen Zivilisation an, verurteilt aber organisierte, gewissenlose Profitmacherei auf Kosten der Volksgesundheit, die mit Angstmacherei Menschen in die Abhängigkeit treibt.

Der Autor bittet seine Leser eindringlich: »*Richten Sie Ihren kritischen Blick auf die unglaublichen Abhängigkeiten, die die multinationalen Pharmakonzerne schaffen.*«

Winter zieht Aufklärung sowie Überzeugung seiner Mitmenschen vor: »*Ich will keinem Konzern den Kuchen wegnehmen, ich will nur nicht, dass wir von genau denen umgebracht werden, in deren Hände wir vertrauensvoll unser Leben gelegt haben.*«

Alleine deshalb ist dieses Buch nicht nur lesenswert, sondern auch wichtiger Mosaikstein in der Koalition gegen Korruption.

Uwe Dolata, M.A.
Korruptions-Experte, Wirtschaftskriminalist und Kriminologe
im Oktober 2011

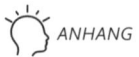

Ausbildung zum Gesundheitsberater

Wenn Sie nach Lektüre des Buches davon überzeugt sind, wie leicht es ist, seine Glaubenssätze zu verändern, wäre es vielleicht interessant für Sie, mit Ihrem Wissen anderen Menschen zu helfen.

Die Grundprinzipien erlernen Sie in einem sehr kompakten und intensiven Kurs bei mir persönlich. Hunderten von Fachleuten und interessierten Laien ist es gelungen, bereits innerhalb der Ausbildung anderen Menschen mit meinem »Werkzeug« zur Symptomfreiheit zu verhelfen. Die einzige Voraussetzung dafür sind der Wunsch und das Selbstvertrauen, Menschen wirklich zu helfen.

Den Fahrplan zur Ausbildung als Gesundheitsberater finden Sie unter www.andreaswinter.de.

Haben Sie Fragen an Andreas Winter?
Anregungen zum Buch?
Erfahrungen, die Sie mit anderen teilen möchten?

Nutzen Sie unser Internetforum:
www.mankau-verlag.de/forum

Zum Autor

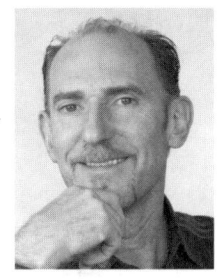

Der Diplom-Pädagoge Andreas Winter (geb. 1966) ist Gründer und Leiter des Institutes Andreas Winter Coaching in Iserlohn. Seit 1987 arbeitet er mit Tiefenpsychologie sowie mit therapeutischer Hypnose, seit 2004 bildet er Hypnosecoaches aus; seine Klienten kommen aus ganz Europa. Andreas Winter ist Mitglied der Gesellschaft Deutscher Naturforscher und Ärzte.

Mit seinen Büchern will Andreas Winter die breite Öffentlichkeit von seinen wissenschaftlichen Erkenntnissen profitieren lassen. Seine Ratgeber behandeln Gesundheitsthemen aus tiefenpsychologischer Sicht und zeigen dem Leser neue, bislang oft übersehene Aspekte: Welchen Einfluss hat die Psyche wirklich auf Ihren Körper? Welche Macht hat Ihr Unterbewusstsein über Ihr Leben? Winters Psychocoach-Ansatz umfasst die Techniken der tiefenpsychologischen Analyse, Elemente der Neurolinguistischen Programmierung (NLP) und das Arbeiten mit Bewusstmachungsprozessen und bildhaften Vorstellungen.

Internetseite des Institutes Andreas Winter Coaching:
www.andreaswinter.de

Youtube-Kanal von Andreas Winter
(mit Video zu diesem Buch):
www.youtube.com/Powerscout1

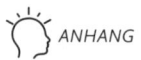

Weitere Bücher von Andreas Winter

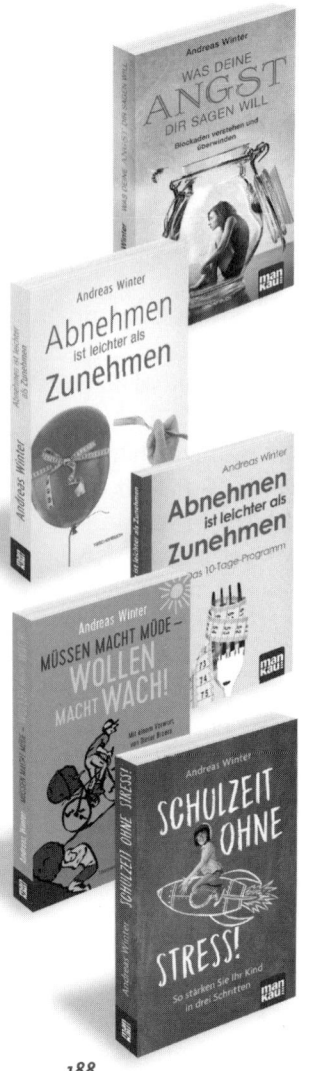

Was deine Angst dir sagen will
Blockaden verstehen und überwinden.
Mit Extra-Tipps gegen Panikattacken
ISBN 978-3-86374-323-9

Abnehmen ist leichter als Zunehmen
ISBN 978-3-86374-370-3

Abnehmen ist leichter als Zunehmen
Das 10-Tage-Programm
Kompakt-Ratgeber
ISBN 978-3-86374-126-6

Müssen macht müde –
Wollen macht wach!
Der Motivationsratgeber
ISBN 978-3-86374-442-7

Schulzeit ohne Stress!
So stärken Sie Ihr Kind
in drei Schritten
ISBN 978-3-86374-580-6

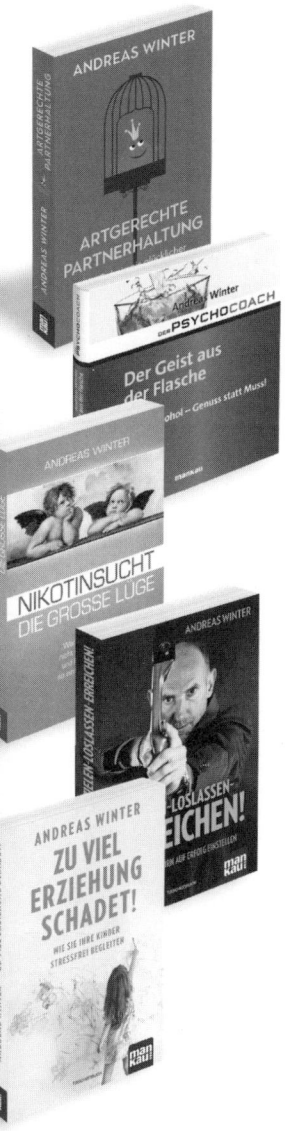

Artgerechte Partnerhaltung
Das Geheimnis glücklicher
und beständiger Liebe
ISBN 978-3-86374-508-0

Der Geist aus der Flasche
Alkohol – Genuss statt Muss!
Mit Starthilfe-CD!
ISBN 978-3-938396-17-9

Nikotinsucht – die große Lüge
Warum Rauchen nicht süchtig macht
und Nichtrauchen so einfach sein
kann!
ISBN 978-3-86374-080-1

Zielen – loslassen – erreichen!
Wie Sie Ihr Gehirn auf Erfolg
einstellen
ISBN 978-3-86374-518-9

Zu viel Erziehung schadet!
Wie Sie Ihre Kinder stressfrei
begleiten
ISBN 978-3-86374-489-2

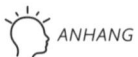

Audio-CDs und DVDs von Andreas Winter

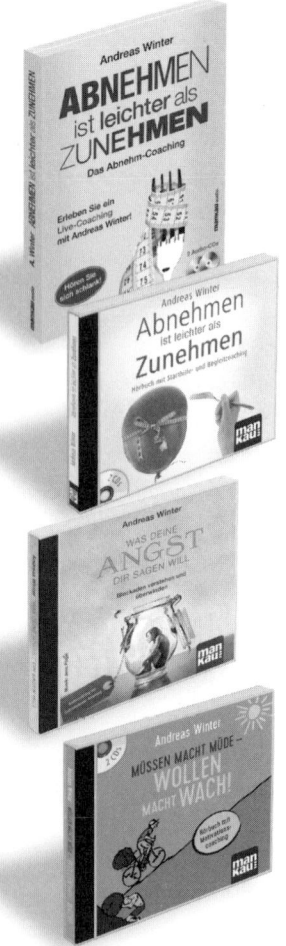

Abnehmen ist leichter als Zunehmen.
Das Abnehm-Coaching
Hören Sie sich schlank!
2 Audio-CDs, Laufzeit ca. 113 Min.
ISBN 978-3-938396-75-9

Abnehmen ist leichter als Zunehmen.
Das Hörbuch
Mit Starthilfe- und Begleitcoaching
2 Audio-CDs, Laufzeit ca. 133 Min.
ISBN 978-3-86374-373-4

Was deine Angst dir sagen will
Blockaden verstehen und
überwinden. Audiocoaching mit
Selbsthypnose-Anleitung
1 Audio-CD, Laufzeit ca. 70 Min.
ISBN 978-3-86374-332-1

Müssen macht müde –
Wollen macht wach!
Hörbuch mit Motivationscoaching
2 Audio-CDs, Laufzeit ca. 150 Min.
ISBN 978-3-86374-445-8

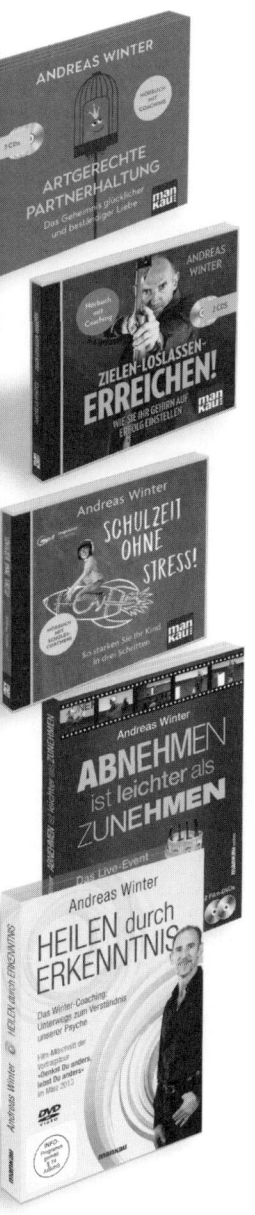

Artgerechte Partnerhaltung
Das Geheimnis glücklicher und
beständiger Liebe. Hörbuch mit
Coaching
3 Audio-CDs, Laufzeit ca. 231 Min.
ISBN 978-3-86374-511-0

Zielen – loslassen – erreichen!
Wie Sie Ihr Gehirn auf Erfolg einstellen. Hörbuch mit Coaching
2 Audio-CDs, Laufzeit ca. 153 Min.
ISBN 978-3-86374-521-9

Schulzeit ohne Stress!
So stärken Sie Ihr Kind in drei Schritten. Hörbuch mit Schülercoaching
1 MP3-CD, Laufzeit ca. 332 Min.
ISBN 978-3-86374-579-0

*Abnehmen ist leichter als Zunehmen
(2 DVDs)*
Das Live-Event
2 Film-DVDs, Laufzeit ca. 209 Min.
ISBN 978-3-86374-067-2

Heilen durch Erkenntnis (DVD)
Das Winter-Coaching: Unterwegs
zum Verständnis unserer Psyche
1 Film-DVD, Laufzeit ca. 107 Min.
ISBN 978-3-86374-116-7

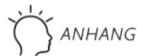

Anmerkungen

1) Deepak Chopra, David Simon: Der Jugend-Faktor. Das Zehn-Stufen-Programm gegen das Altern, Lübbe Verlag 2002

2) Campbell Neil A. / Reece, Jane B.: Biologie. Spektrum Verlag 2000

3) Viren aus Singapur, in: Der Spiegel, 27/1957, 03.07.1957

4) Bodewes R, et al.: Annual vaccination against influenza virus hampers development of virus-specific CD8+ T cell immunity in children, 08.2011, https://pubmed.ncbi.nlm.nih.gov/21880755/

5) WHO: Neuartiges Coronavirus in China, 10.01.2020, https://www.euro.who.int/de/health-topics/health-emergencies/coronavirus-covid-19/news/news/2020/01/novel-coronavirus-emerges-in-china

6) WHO: WHO erklärt COVID-19-Ausbruch zur Pandemie, 12.03.2020, https://www.euro.who.int/de/health-topics/health-emergencies/coronavirus-covid-19/news/news/2020/3/who-announces-covid-19-outbreak-a-pandemic

7) RKI: Was ist eine Pandemie? 10.06.2009, www.rki.de

8) Epidemie oder Pandemie?, https://www.duden.de/sprachwissen/sprachratgeber/Epidemie-Pandemie

9) Lanka, Dr. Stefan: Fehldeutung Virus, in: WissenschafftPlus Magazin, Ausgabe 1/2020

10) Formazione Professionale 5LB – SBLI: Quali Virus? Virus del morbillo? Intervista al Dr. Stefan Lanka per Mark Pfister 05.04.2017, https://www.youtube.com/watch?v=8zj4HYKo2sw

11) Butler, J. A. V.: Vom Haushalt der Zelle: Zellen – Zellparasiten. Springer Fachmedien 1959

12) RKI: Wie lange überlebt HIV außerhalb des Körpers? 26.11.2013, www.rki.de

13) Campbell, a. a. O.

14) Alam, Zahidul: How to train the body's own cells to combat antibiotic resistance, 15.01.2019, https://theconversation.com/how-to-train-the-bodys-own-cells-to-combat-antibiotic-resistance-106052

15) Pressekonferenz des Robert-Koch-Instituts vom 13. März 2020, https://www.n-tv.de/mediathek/videos/panorama/RKI-informiert-ueber-aktuelle-Coronavirus-Situation-article21640128.html

16) RKI: SARS-CoV-2 Steckbrief zur Coronavirus-Krankheit-2019 (COVID-19), 12.6.2020, www.rki.de

17) Statistisches Bundesamt: Sonderauswertung zu Sterbefallzahlen des Jahres 2020, 12.06.2020, www.destatis.de

18) Bendavid E. et al.: COVID-19 Antibody Seroprevalence in Santa Clara County, California, 27.04.2020, https://www.medrxiv.org/content/10.1101/2020.04.14.20062463v2

19) RKI: Täglicher Lagebericht des RKI zur Coronavirus-Krankheit-2019 (COVID-19) 15.05.2020, www.rki.de

20) Corvelva: Immunität der Herde für Dummies, https://www.corvelva.it/de/approfondimenti/vaccini/immunita-di-gregge-for-dummies.html

21) Williams L. et al. 2015: Protection motivation theory and social distancing behaviour in response to a simulated infectious disease epidemic, in: Psychology, Health and Medicine 20 (7), Mai 2015

22) Watergate Redaktion: Zahl der Suizide durch Corona-Krise steigt, 29.05.2020, www.watergate.tv

23) Andreas Moritz: Krebs ist keine Krankheit – Krebs ist ein Überlebensmechanismus, Ener-Chi Verlag 2008

24) Prof. Dr. Peter Yoda: Ein medizinischer Insider packt aus, Sensei Verlag 2007

25) Zitiert nach http://de.wikipedia.org/wiki/Ei_des_Kolumbus

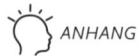

26) Josef Zehentbauer: Körpereigene Drogen. Die ungenutzten Fähigkeiten unseres Gehirns, Patmos Verlag 2005

27) Dieses Kapitel entstammt auszugsweise meinem Buch »Anti-Aging« (Mankau Verlag 2009). Für das genaue Verständnis psychischer Funktionsweisen halte ich diese Erläuterungen für unerlässlich und führe sie daher erneut an.

28) Andreas Winter: Heilen ohne Medikamente, Mankau Verlag, 4. Aufl. 2019

29) www.hpz.com

30) Einige Fragen sind inspiriert von der Handflächentherapie des israelischen Arztes Moshé Zwang. Der Professor für Naturmedizin entwickelte 1985 die »Palm-Therapie« zur Auflösung von spezifischen Phobien, glaubte aber, es wäre das Drücken bestimmter Akupressur-Punkte an der Handfläche (Palm), das zum therapeutischen Erfolg geführt hätte.

31) Aus: Andreas Winter: Heilen ohne Medikamente, Mankau Verlag, 4. Aufl. 2019

32) Eintrag ins Internetforum des Mankau Verlags vom 10. April 2010, https://www.mankau-verlag.de/forum

33) Es reicht, wenn man die Augen schließt, um eine durchaus arbeitstaugliche Trance zu erzeugen. Sie können aber den Probanden einen Punkt optisch fixieren lassen und langsam von zehn bis null zählen, so wie ich es bei zahlreichen meiner Audio-Coachings mache, um die Trance etwas zu stabilisieren und zu vertiefen.

34) Andreas Winter: Zielen – loslassen – erreichen! Wie Sie Ihr Gehirn auf Erfolg einstellen. Hörbuch mit Coaching, Mankau Verlag 2019

35) Andreas Winter: Der Geist aus der Flasche. Alkohol – Genuss statt Muss! Mankau Verlag 2008

36) Andreas Winter: Zu viel Erziehung schadet! Wie Sie Ihre Kinder stressfrei begleiten. Mankau Verlag 2018

ANHANG

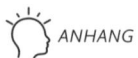

Stichwortregister

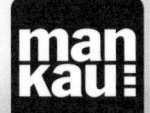
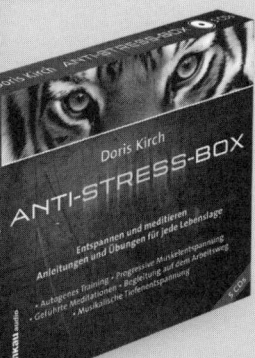

Doris Kirch

ANTI-STRESS-BOX (5 AUDIO-CDS)

Entspannen und meditieren. Anleitungen
und Übungen für jede Lebenslage

UVP 29,95 €
ISBN 978-3-938396-40-7

»Gut nachvollziehbare Anleitungen und die angenehme Stimme von Doris Kirch machen dem Stress schnell den Garaus.«
Hannoversche Allgemeine Zeitung

»Auftanken, entspannen, zur Ruhe kommen, Sand unter den
Füßen spüren ... Urlaubsgefühl. Das kann man jeden Tag
genießen: mit den Meditationen von Doris Kirch (...) – locker
bleiben kann gelernt werden.«
praxis+recht

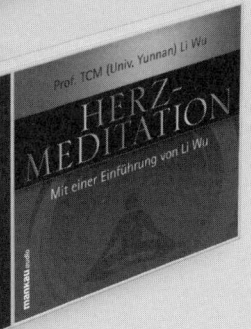

Prof. TCM (Univ. Yunnan) Li Wu

HERZ-MEDITATION (AUDIO-CD)

Mit einer Einführung von Li Wu

UVP 12,95 €
ISBN 978-3-938396-71-1

Die Herz-Meditation ist eine spirituelle Technik, die in früherer
Zeit nur durch mündliche Überlieferung weitergegeben und
von den chinesischen Schamanen geheim gehalten wurde. Sie
stärkt die Kraft, seelisch, geistig oder spirituell miteinander zu
verschmelzen und zugleich dem Objekt der Liebe die Freiheit
zu geben, es nicht zu vereinnahmen oder in Besitz zu nehmen
– es nur zu lieben. Nach einer gewissen Übungszeit werden Sie
erleben, wie sich Energie in Ihr Herz ergießt und von hier aus in
alle Körperteile lenken lässt. So können Sie die Herz-Meditation
auch jederzeit für eine Heilbehandlung einsetzen.

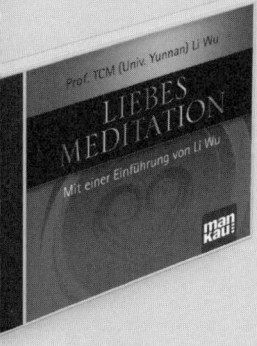

Prof. TCM (Univ. Yunnan) Li Wu

LIEBESMEDITATION (AUDIO-CD)

Mit einer Einführung von Li Wu

UVP 12,95 €
ISBN 978-3-86374-188-4

Die Liebesmeditation bedient sich verschiedener Techniken
des Qi Gong und der Bittentherapie, wie sie in der Traditionel-
len Chinesischen Medizin seit über 3.000 Jahren praktiziert
werden. Ausgehend vom kontrollierten Atem geht es in der
Liebesmeditation um die innere Sammlung, bei der Körper,
Geist und Seele eine deutliche Stärkung erfahren. Die Liebesmeditation hilft uns ferner, wieder zu unserem Ursprung, zu
unserer Mitte zu finden. Sie stärkt die Kraft, seelisch, geistig
oder spirituell miteinander zu verschmelzen und dabei dem
Objekt der Liebe die Freiheit zu lassen, es nicht zu vereinnahmen oder in Besitz zu nehmen – es nur zu lieben.

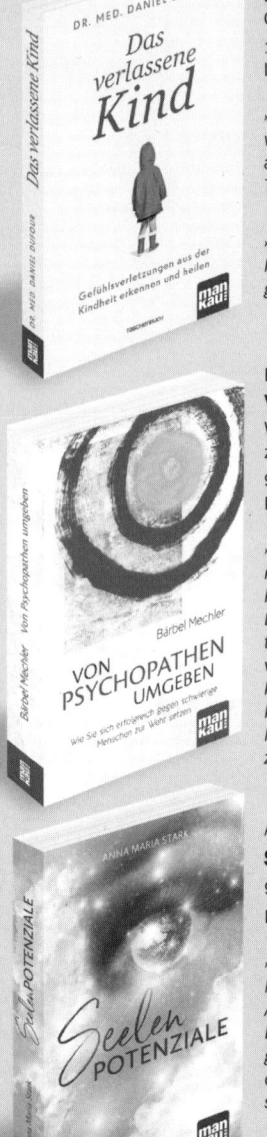

Dr. med. Daniel Dufour

DAS VERLASSENE KIND

Gefühlsverletzungen aus der Kindheit erkennen und heilen

12,90 € (D) / 13,30 € (A)
ISBN 978-3-86374-533-2

»Es ist ein wichtiges Buch für Betroffene und Therapeuten,
weil es wie kein zweites den betroffenen Menschen zum
allein Verantwortlichen erklärt und nicht den allwissenden
Therapeuten und die Diagnose in den Mittelpunkt stellt.«
Connection Special

»Viele Leser werden sich in den zahlreichen anschaulichen
Fallbeispielen Dufours wiederfinden und ihre eigene Lebens-
geschichte mit anderen Augen betrachten.«   Newsage

Bärbel Mechler

VON PSYCHOPATHEN UMGEBEN

Wie Sie sich erfolgreich gegen schwierige Menschen
zur Wehr setzen

9,95 € (D) / 10,30 € (A)
ISBN 978-3-86374-123-5

»(...) Wenn auch du solche Typen in deinem Leben ertragen
musst, (...) dann wird dieses Buch die Antwort auf Deine
Probleme sein: Anhand vielfach bewährter, praxistauglicher
Beispiele erklärt die Autorin, wie du die typischen Verhaltensmuster, mit denen sich diese ›Quälgeister‹ selbst entlar-
ven, erkennst und hinter ihre täuschende Fassade blicken
kannst. Von galanten Schmeicheleien bis hin zu handfesten
Konfrontationen bekommst du eine reiche Palette gezielter
Methoden in die Hand, um dich effektiv aus der Opferrolle
zu befreien.«   Wege

Anna Maria Stark

SEELENPOTENZIALE

9,95 € (D) / 10,30 € (A)
ISBN 978-3-86374-449-6

»Auf der Suche nach wichtigen Entscheidungen leitet Anna
Maria Stark an, wie man sie differenziert mit einfachen
Anwendungen im Inneren unseres Selbst herbeiführt.
Dieses Buch ist ein wertvoller Ratgeber und für jedermann
geeignet. Es setzt keine Vorkenntnisse voraus und ist
dennoch eine Bereicherung für erfahrene Menschen, die
sich auf dem Weg befinden. Sehr empfehlenswert!«
Christina Baumann, Coach und Buchautorin

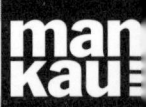